国医大师阮士怡临证传承录

张军平　主编

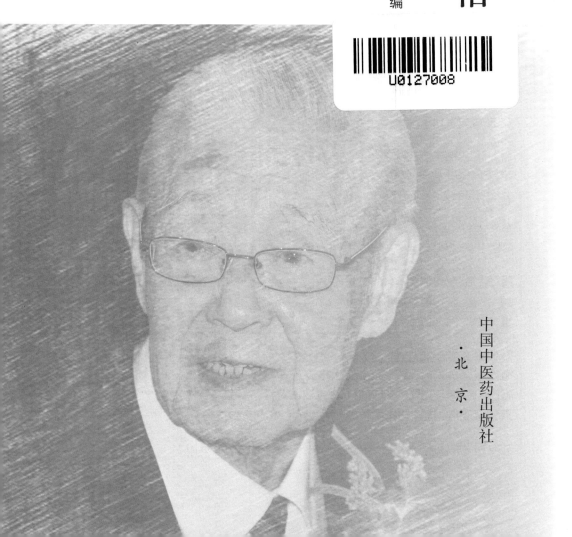

中国中医药出版社

·北 京·

U0127008

图书在版编目（CIP）数据

国医大师阮士怡临证传承录 / 张军平主编 . —北京：
中国中医药出版社，2023.2
ISBN 978 - 7 - 5132 - 6044 - 2

Ⅰ.①国⋯　Ⅱ.①张⋯　Ⅲ.①中医内科 – 中医临床 –
经验 – 中国 – 现代　Ⅳ.① R25

中国版本图书馆 CIP 数据核字（2019）第 301772 号

中国中医药出版社出版

北京经济技术开发区科创十三街 31 号院二区 8 号楼
邮政编码　100176
传真　010–64405721
山东润声印务有限公司印刷
各地新华书店经销

开本 710×1000　1/16　印张 13.75　字数 196 千字
2023 年 2 月第 1 版　2023 年 2 月第 1 次印刷
书号　ISBN 978 - 7 - 5132 - 6044 - 2

定价　58.00 元
网址　www.cptcm.com

服 务 热 线　010–64405510
购 书 热 线　010–89535836
维 权 打 假　010–64405753

微信服务号　**zgzyycbs**
微商城网址　**https：//kdt.im/LIdUGr**
官 方 微 博　**http：//e.weibo.com/cptcm**
天猫旗舰店网址　**https：//zgzyycbs.tmall.com**

《国医大师阮士怡临证传承录》————

编委会

主审 阮士怡

主编 张军平

编委 方子寒　任晓晨　李　明　张文博

施　琦　耿晓娟　程　坤　谢盈彧

（按姓氏笔画排序）

编写说明 ——————————————————————————

中医药学是中国古代科学的瑰宝，是打开中华文明宝库的钥匙，千百年来为中华民族的健康保驾护航。随着"一带一路"倡议的提出以及《"健康中国2030"规划纲要》的实施，对中医药的发展提出了更高的要求。传承与创新则能让中医更好地走向未来，服务于人民群众。国医大师是近现代中医药事业发展的旗帜，他们不仅是中医药文化的传播者、发扬者，更是新时代中医事业的领航者，他们将中医药学基本理论、前人经验与实践相结合，形成了独具特色的学术思想、临床经验和诊疗技术，推动了中医药事业的发展。

独特的地理位置及历史背景造就了津沽地区中西医汇通发展形态。阮士怡教授从医七十九载，经历了津沽中医发展的过程，其学术经历与学术思想在津沽中医中具有代表性。他是我国现代中医院的奠基者，也是我国中西医结合领域的开拓者，他推动了天津中医、中西医结合学科的分化与发展，创建了天津中医、中西医结合心血管病学科及老年病学科。

阮士怡教授以全面提升百姓的身体素质为从医之由，为人民健康长寿而钻研。提出衰老始于血管老化，血管老化则肇始于内皮功能异常。通过深入研究中医理论，逐渐形成心脉 - 脾肾 - 衰老学说，最后研究落脚于心血管疾病，形成心 - 脾 - 肾三脏一体观、"脉中积"理论等，提出了益肾健脾、软坚散结、涤痰复脉、育心保脉法等诸多心系疾病辨治理论，并在相应理论指导下，把现代科技手段应用于中医药研究，开辟中医药科研先河，研制补肾抗衰片、降脂软脉灵 Ⅰ～Ⅳ 号系列方、通脉养心丸、新生脉散片等中成药，在临床中取得了显著疗效。在此过程中，阮教授还培育了一批优秀的中医药传承者，在继承其学术思想的基础上，为中医药事业的传承与发展做了一些工作，为古老的中医学注入了新的活力。

本书共分为七个章节，以中医理法方药研为主线，全面阐释阮士怡教授的学术思想及实践经验。第一章为"理"，阐释了阮士怡教授对中医理论的创新认识，分别论述了心 - 脾 - 肾三脏一体观及其与治病求本的关系，"脉中积"的理论内涵与来源。第二章为"法"，以上述创新理论为源，分别以益肾健脾法、软坚散结法、育心保脉法、益气养阴法、利水强心法，来治疗不同的心系疾病（动脉粥样硬化、冠心病、心衰等）。第三章为方药研究，在上述之法的基础上，组拟对应方剂，并从事科学研究，从理论到实践，再到基础研究，全面地阐释了阮士怡教授的新理论、新方法。此外，本章还从临床实际出发，记录了阮士怡先生的常用药物、药对及具体用法，利于临床实践。第四章为医案，以典型医案为依托，综合上述理、法、方、药、研的成果，运用于临床，有效地治疗疾病。第五章为阮士怡教授对中医传统理论的继承与认识，以其七十余年临床经验为依托，更为全面和深刻地认识传统理论，并用于实践。第六章为阮士怡教授生平，作为世纪老人，他经历过战乱与振兴，有着家国天下的国士情怀与使命，更肩负起中医药事业传承与创新。第七章为其理论的继承发扬，分别记录了阮士怡教授弟子们对其理论的继承与发扬。

我们将国医大师阮士怡的临证经验与学术思想精炼、浓缩、撰写成册，尽管存在诸多不足，不能完整地呈现阮士怡教授的学术贡献，也愿作为研究阮教授思想之津梁，供同道参阅。

不忘初心，文以载道。

编者

2020 年 1 月

目 录

第一章 学术思想

第一节　心脉－脾肾－衰老学说

阮士怡教授的心脉－脾肾－衰老学说形成于 20 世纪 80 年代末 90 年代初，当时随着人民生活水平的提高及卫生医疗技术手段长足的发展，国人的寿命延长，各种老年性疾病的患病率也不断增长。其中，冠心病、高血压、脑卒中等成为老年人健康的首要威胁。

从西医角度看，血管老化是人体衰老的重要表现。阮士怡教授认为只有血管功能正常、血液运行畅通，才能使营养物质、所需氧气顺利送达各组织、器官，也才能正常排出代谢产物和废气；只有微循环功能正常，才能进行有效的物质和气体交换。

中医对衰老机理的研究源远流长，距今两千多年的《黄帝内经》中就形成了独特的衰老学说。此后，历代医家亦十分重视对衰老机制的探讨，促进了衰老机理研究的发展。中医认为衰老是具有物质基础的。衰老的机理可分为因虚致衰说、因实致衰说、先天禀赋说三种。其中因虚致衰学说被历代医家所接受，认为机体衰老主要与脏腑亏虚、阴阳虚损、精气神虚损等密切相关，且五脏虚损又是脏腑亏虚的核心，如《灵枢·天年》所说："五脏坚固，血脉和调……故能长久。""五脏皆不坚……中寿而尽也。"其中肾为先天之本，主藏精，主生长、发育、生殖，脾为后天之本，主运化以充养精气，为与衰老相关的关键脏腑。

基于以上观点，阮士怡教授提出心脉－脾肾－衰老学说，即心脉的老化为衰老的重要表现，也能进一步引起衰老的加剧；而脾肾为先后天之本，在人的生、长、壮、老、已过程中起重要作用，脾肾虚衰为衰老的基本病机变化。故而调理心、脾、肾三脏可以保持和促进血管的健康，从而延缓衰老，最终达到健康长寿的目的。

　　阮士怡教授心脉 – 脾肾 – 衰老理论的最大特点在于，他并不是从传统的心肾相关、心脾相关入手，而是以衰老为切入点，将心脉、脾肾联系起来，认为脾肾虚衰是衰老的重要成因，而心脉疾患是衰老的重要表现，因此通过益肾健脾方法能够从根本上治疗心脉疾患。此理论在老年性疾病、增龄性疾病及心血管病的防治方面有一定指导意义。

一、心脉相通话衰老

　　心脉系统包括心、脉、络、血、神，心脉系统的正常运行有赖于五者的有机配合。阮士怡教授认为心脉系统疾病是衰老的重要体现，心脉系统功能异常也会进一步加速衰老的进程。

1. 心与衰老

　　早在《内经》中，就有心是人体生命活动核心的相关论述，《素问·灵兰秘典论》称心为"君主之官"，《灵枢·师传》载："五脏六腑，心为之主。"《素问·六节藏象论》称心为"生之本"，心功能的盛衰直接影响着各脏腑之盛衰及生命之寿夭，与健康、长寿密切相关。可见古人早已意识到，心是生命活动的核心，是五脏六腑的主宰。

　　心对五脏六腑之主宰作用是通过其"主血脉"和"主神"的功能体现出来的。心阳温通，心气充沛，脉道通畅，才能使血液的循环有序，向全身各脏腑组织输送养分以维持机体的正常活动；同时，心藏神，为五脏六腑之大主，主神明，为精神活动之中心，所以其他脏腑器官都必须在心的统一领导下既分工又合作地进行功能活动，以保持机体的协调统一。因此心在健康长寿中起着重要作用。

　　心气的主要生理功能是推动血液正常运行，而人"五十以上……心力渐退"（《备急千金要方》），"至六十，心气衰弱"（《医方类聚》），现代研究也表明老年人血液运行缓慢，血运阻力增大，严重影响血液循环。血液是人体运输营养物质和代谢产物的重要载体，是各脏腑组织维持其正常生理功能不可或缺的物质基础。而血液的运行主要依靠心气的推动。心气充沛，心阴与心阳协调，心脏搏动有力，频率适中，节律一致，才能使血液在脉道中沿着一定方向运行不息，将血中的营养物质供应周身组织器官。而人到老年，心气逐渐衰弱，心脏搏动无力，血液运行缓慢，则五脏六腑、四肢百骸所需营养物质难以得到满足，产生的代谢废物也难以排泄，进而加剧衰老，且易生疾病。

随着人体的衰老，人体的阳气也逐渐衰微，如孙思邈所言"人年五十以上，阳气日衰，损与日至"。心阳是一身之阳的重要组成部分，而心又为阳脏，故一身之阳气渐衰，容易导致心阳不足，而出现诸多心阳虚衰的表现，如脉迟缓，畏寒肢冷，甚则下肢浮肿等症状。

心阳虚衰会影响心阳功能的正常发挥，影响老年人的健康。心主血脉，心阳主温煦一身之血脉，老年人常因心阳不足，而导致全身血脉失于温煦，出现畏寒肢冷，甚则筋骨疼痛活动不利等症状，此外因温煦功能下降而导致寒凝血瘀，阻于脉道，形成寒凝血瘀诸症。心阳还承担着鼓动心脏搏动的作用，若心阳不足，心脏鼓动无力，则会出现心输出量下降，导致心功能不全甚至心衰的产生，或因鼓动不足，出现心率减慢，甚则心动过缓，或代偿性心动过速，严重者出现血流动力学改变，危及生命。

综上所述，心的衰老是人体衰老的重要体现，也是人体衰老的重要成因，在心之本脏的主要表现为心气亏虚、心阳不振。故心之本脏与衰老密切相关，延缓衰老需保护好心之本脏。

2. 血脉与衰老

早在《素问·脉要精微论》中已有关于"脉"的生理功能的论述："夫脉者，血之府也。"《灵枢·决气》中认为脉道是血液及营气储存和运输的主要场所，即所谓"壅遏营气，令无所避，是谓脉"。中医学认为，脉是奇恒之腑。《灵枢·脉经》中言："脉道以通，血气乃行。"认为脉具有输送血液，濡养组织器官的作用。血是维持人体生命活动的最基本物质，而脉是输送血液到达全身的通道，是血液发挥营养作用的基本保障，其重要性显而易见。《素问·调经论》指出"脉病者，调之血，血病者，调之络。"但由于脉深藏于组织之间，无法直接观察到其常态及病理变化，影响了对脉的深入认识。故对脉的生理、病理特点的论述较少，致使"脉病"多从"血"论治，如脉道瘀阻多以活血化瘀法，而对脉道本身的认识和治疗都明显不足。

"脉病"是独立存在的，不能单纯从"血"而论"脉病"。阮士怡教授认为，以今天的科技手段，人们已经能够观察到脉道的变化，发现导致冠心病的原因不仅是血的问题，更体现在冠脉出现狭窄，表现为心绞痛等临床症状。如若仍旧沿袭古人以血论治脉病的方法，未免有失偏颇，因此阮士怡教授主张从脉论治脉病。

只有脉道的功能正常，人体的营养物质才能正常输送，代谢产物才能正常排出，如果人体能够长时间保持营养物质、代谢产物的有效运转，自然可以延缓衰老，故阮士怡教授尤为重视脉道功能在人体衰老过程中的作用。

脉与衰老的关系主要体现在脉道舒缩功能异常和脉道阻塞两个方面。

舒缩有度是脉道调节全身血液输送所具备的属性，脉道起自心脏，心主血脉，心气在主导心脏规律舒缩的同时，也参与调节脉管舒缩，心血与心气是濡养和调节脉道的主要成分。但随着人体衰老，气血逐渐衰败，脉失所养，而出现脉道柔软度下降，即老年人常出现之"弦脉"。血弱则脉道营养不足，而失去应有的弹性，难以保证正常的舒缩的功能，气虚则推动血液无力，而使脉道本身的脉气不流利，出现脉气紧张之象，即西医学所见之动脉硬化。西医学认为随着年龄的增长，血管发生退行性变，血管壁弹性减低，其结果是动脉压力增高，血管的外周阻力增大，进而呈现"弦脉"的特性。以上都是衰老导致脉道舒缩功能异常的表现。

柔顺畅达是脉的另一生理特性，脉为输血之通道，无论脉的管径粗细，走行于何部，皆应柔顺畅达，不失其性，而保持其通畅的基本力量是脏腑之气的充沛畅达。但随着人年龄的增长，五脏功能均有不同程度受损，若脾气受损，则水谷难化，不生精微，反成痰、浊等病理产物，若痰浊胶固于脉壁，则脉道不畅，而出现"脉道不通，百病由生"的现象。而这种因痰浊胶固脉壁形成的脉道不利，与气滞血瘀形成的脉道不利表现相似，但本质不同，前者多因脾虚不能运化所致，而后者则多与肝失调达相关。故在治疗上，阮士怡教授提出益肾健脾，软坚散结之法。后者的治疗多遵理气活血之法。

约束有节是血液能够有序运行于脉中的基础，是通过脾气的统摄而实现的。《难经·四十二难》云："脾……主裹血，温五脏。"因脾主中焦，化生营气，营行脉中，血由气摄，脾虚则营气化生不足，影响统摄血液的功能，容易引起各种出血疾患。随着年龄的增长，脾气渐衰，如《灵枢·天年》所述"七十岁，脾气虚，皮肤枯"，当脾气亏虚，血脉不固则可出现血渗脉外，甚至反复出血，如老年人多发之脑出血、眼底出血等疾患。

脉道功能正常与否关乎人体衰老进程，如《灵枢·天年》就提到若"五脏坚固，血脉和调，肌肉解利……故能长久"；若"卑基墙薄，脉少血，其肉不石，数中风寒，血气虚，脉不通……故中寿而尽也"。可见血脉与人体生命健康息息相关。若脉道舒缩功能异常，则脉道弹性下降，易导致高血压，尤其是收缩期高血压，病久造成心、脑、肾等靶器官损伤；若脉道不畅，则会造成血运不利，而出现郁滞现象，导致水谷精微不能顺利输布于脏腑组织，脏腑失养；若脉道约束能力下降，则会造成血溢脉外，这一病理变化在脑、眼底等处尤为多见，一旦发病，则严重影响老年人生活质量，进一步加速衰老进程。

综上所述，脉病多是由于年老脾虚，致使脉失濡养、充盈，或脾运化无力，而痰浊停滞于脉，进而出现僵硬阻塞、舒缩异常、约束失节等病理表现，在老年人则表现为血脉瘀阻之动脉硬化、冠心病、脑梗死、眼底出血、脑出血等疾病，严重影响老年人健康，故脉病在衰老及老年性疾病中的作用不容忽视。

3. 络与衰老

络脉是营卫气血、水谷精微输布贯通的枢纽和通道，其结构和功能状态直接关系着气血的运行和输布。络脉从经脉别出，逐级细分，遍布人体内外，承载着气血津液进入脏腑进行物质交换的重要功能。络脉联系着人体各脏腑组织，是维持生命活动和保持人体内环境稳态的网络结构。此处所说的络脉，主要指最为细小的孙络。

阮士怡教授认为络脉是人体五脏六腑、四肢百骸吸收营养物质、排泄代谢产物的场所，如果络脉的功能出现异常，则会因营养物质吸收不良、代谢产物堆积，导致脏腑功能虚衰甚至疾病。

络脉之患，一为络脉结构变化，二为络脉功能变化。

络脉的结构会随着人体的衰老发生相应的变化。络脉本是机体物质交换的场所，水谷精微、营卫气血都经络脉输布于各脏腑，各脏腑产生的废物也经由络脉传入经脉，再经九窍排出。但随着人体衰老，络脉则会发生细微的病理变化。络脉为脏腑供应营养物质和排泄废物的能力下降，络脉沉积物不断增加，到了一定程度便可能引起络脉阻塞。另一方面，伴随人体衰老，营卫气血也会随之亏损。络脉位于诸多经脉的最末端，接受营养物质最晚，却最先接触到代谢废物，故极易受到营养不足和代谢减慢的双重影响，并因营养不足，代谢产物堆积，而造成络脉物质交换功能丧失，甚至是络脉数目的减少，而进一步影响各脏腑的营养供给和废物排泄，出现脏腑虚衰，或痰、瘀、浊的堆积，而出现衰老并导致一系列脏腑变化。可见衰老会导致络脉结构变化，进而影响各脏腑气血正常运行，最终造成全身各脏腑的衰老。而络脉的病变也会因其影响各脏腑气血而加速人体衰老。

络脉作为人体物质交换的重要场所，主要有两大功能，一为络脉的舒缩功能，二为络脉的交换功能。络脉的舒缩和交换功能也会随着衰老而发生变化。络脉的舒缩频率并不从属于心率，故又称之为"第二心脏"。络脉舒缩可调节和分配各个脏腑营养物质。同时也受机体外周环境的影响。若阴血亏虚而不能濡养络脉，则会造成络脉弹性下降，舒缩不利，而使营养物质调配功能受损，进而影响脏腑功能的正常运行。

络脉是人体气血津液输布至全身各脏腑、四肢百骸的最末级通道，也是气血津液得以进入脏腑组织的通道，是物质交换，气血交换的场所。随着人体的衰老，气血渐衰，血液运行无力，代谢产物不能迅速排出体外，部分残留、附着于络脉，进一步造成络脉交换功能下降，使代谢废物不能及时从脏腑组织排出，而滞留于脏腑，造成疾病。这种状态日久，加重物质交换功能减退，导致恶性循环，使脏腑失于濡养发生功能障碍。故此类病变往往会出现虚实夹杂的证候。

人至老年，络脉有虚实两种变化，虚则气不足、血行迟缓，血不足则络脉失养，进而导致络脉功能异常，甚则引起络脉畸形和数量减少，而不能有效地执行物质交换功能，主要表现为疲倦无力，面色无华，畏寒足冷，皮肤干燥，脉细弱等，甚则引起眼底病变、肾脏疾病等。气血运行缓慢也容易使痰浊、瘀血附于络脉，进而形成络瘀实证；表现为麻木、固定性疼痛、老年斑等。临床上老年患者多表现为虚实夹杂，气虚血瘀。

阮士怡教授认为老年性疾病，可从络脉论治。首先，老年性疾病多源于衰老，而衰老多有络脉功能和形态上的变化，因此改善络脉功能和结构会对老年性疾病产生积极意义。其次，老年性疾病多为慢性疾病，往往患病日久，损及血络，如《临证指南医案》中讲："初病在经，久病则伤血入络，经主气，络主血……病久痛久则入血络。"其中"久"就提示了络病的时间性特点，即病程长；而老年性疾病就是一个慢性过程，由生理的衰老到病机上的虚损，逐渐深入脏腑之络脉产生病理性变化而发病，可谓之"久病"。再次，老年患者往往不只患有一种疾病，常常是多种疾病共同为患，这一"广"的特点，与络脉分布广泛，遍布全身相契合，故老年性疾病更应当注意络脉的变化。阮士怡教授临证防治络病，并不局限于虫以剔络和活血化瘀，认为既然衰老会导致络脉病变，那么延缓衰老的方法也能够改善络脉结构和功能，因而培补正气、标本兼治是阮士怡教授防治络病的基本法则。

4. 血与衰老

血主要由水谷精微化生，是维持生命活动和构成人体的最基本物质之一。人体的筋骨、肌肉、四肢、百骸、九窍及人的神志活动，都离不开气血的滋养。血"灌溉一身，无所不及，故凡为七窍之灵，为四肢之用，为筋骨之柔和，为肌肉之丰盛，以至滋脏腑，安神魂，润颜色，充营卫，津液得以畅通，二阴得以调畅，凡形质所在，无非血之用也。是以人有此形，惟赖此血"(《景岳全书》)。血对人体的生命活动极为重要，"肝受血而能视，足受血而能步，掌受血而能握，指受血而能摄"(《素问·五脏生成》)，可见血能够濡养全身，直接影响全身各脏腑功能的正常与否。阮士怡教授认为血的盛衰变化，影响人体的衰老速度，即"阴精所奉其人寿"(《素问·五常政大论》)。随着人体衰老，血液的濡养功能减退，在临床上表现为脑失濡养的记忆力下降、反应迟钝、头晕，目失濡养的视力下降、目翳，耳失濡养的听力下降、耳鸣，肤失濡养的皮肤松弛、容颜憔悴等。血不濡养而致衰的原因主要有生成乏源、运输不畅、排泄不利。

血的生成首先经过脾胃消化吸收水谷精微，化为营气，营气泌其津液，注于脉中，上达于肺，得其清气，奉于心，心阳蒸化而为血。其中脾胃的运化、心阳的蒸腾是水谷化精微和精微化血液的关键步骤。随着人体逐渐衰老，往往呈现脾胃功能不足的情况。如《素问·上古天真论》曰："女子……五七，阳明脉衰，面始焦，发始堕。"可见阳明脉衰是衰老的重要信号。脾胃为后天之本，主运化水谷精微，为血的生成提供最基本的原料。若脾胃虚衰，则血液化生乏源，必然导致血虚，或运化失常，久之则产生血瘀、痰浊等病理产物。因此脾胃虚弱导致的血液化生来源异常，是人体衰老、百病丛生的重要因素。

心为阳脏主温通，而随着年龄的增长，往往会出现心阳不足的现象，如老年人常常出现畏寒、心悸等均与心阳不足有关。血液的生成有赖于心阳的蒸化作用，血液能够从最初的水谷精微和宗气变化成为血液，心阳起着关键作用。正如唐容川《血证论》说："火者，心之所主，化生为血液以濡养周身。"而"人年五十以上，阳气日衰，损益日至"(《千金翼方》)，说明随着人体衰老，阳气会逐渐虚耗，人体阳气不足，则心阳受到影响。心阳不足对血液的影响是多方面的，一则无力蒸化水谷精微，导致生成血液减少，出现血虚之证，人体因失于血液濡养，出现虚证；或因心阳蒸化无力，部分水谷精微未化成血，反为血浊，直接影响血液运行的通畅，甚至停于脉道，出现痰、瘀等实证表现。

生理状态下，血液周流全身，濡养脏腑，一则靠心气的推动，使血液运行全身；二则需要脉道的完整、通畅，具有正常的交换功能。但随着人体衰老，会产生一系列病理变化，无论是心气鼓动无力，还是脉道不利，都会产生瘀血。瘀血是老年患者的重要特征。《灵枢·营卫生会》就指出："壮者之气血盛……气道通，营卫之行不失其常……老者之气血衰……气道涩。"清代徐大椿也说："盖老年气血不甚流利"（《慎疾自言》），可见瘀血与衰老有密切关系。《世医得效方》进一步指出："人之有生，血气顺则周流一身，脉息和而诸疾不作，气血逆，则运动滞涩，脉息乱而百病生。"可见气血运行不畅是百病丛生的重要原因。临床研究也证明，随着年龄的增长，血液逐渐呈现明显黏、浓、凝、聚的变化，而衰老机体有自发性血瘀的可能。

瘀血形成之后，一方面可作为新的病因，进一步损伤脏腑组织功能，导致脏腑组织功能紊乱；出现老年人常见的如老年斑、皮肤粗糙、巩膜混浊等生理性衰老的变化，又会导致如冠心病、脑梗死等因血阻脉络而导致的常见疾病。另一方面，瘀血还会影响血液的生成，日久则导致血虚。正如《血证论·瘀血篇》所言："此血在身，不能加于好血，而反阻新血之化机，故凡血证总以去瘀为要。"这说明瘀血一旦形成，往往容易导致血虚，而加速衰老进程。故《灵枢·天年》说："血气虚，脉不通，正邪相攻，乱而相引，故中寿而尽也。"如老年人常见的面色无华、皮肤干燥、感觉异常等都是机体失于濡养所致。可见瘀血是衰老的重要征象，也是加快衰老进程的重要原因。

5. 神与衰老

心神失养是衰老的重要体现。老年人往往会出现心神失养的征象，一者表现为健忘，"丈夫六十，心气衰弱，言多错忘"（《道藏·洞玄部·灵图类·黄庭内景五脏六腑补泻图》），明确指出心神失养的重要表现，即言多错忘，这与我们现实生活中，老年人常常出现记忆力减退、学习能力下降是十分吻合的。另一种表现形式是性情变异，"六十岁，心气始衰，苦悲忧"（《灵枢·天年》），很多老年人在记忆力减退的基础上，还会有性情变异，这与老年人抑郁症多发这一现实情况十分相合，而并且这种症状在老年性痴呆和脑萎缩患者中也非常常见，患者常常出现无原因的大哭、大笑、悲喜不定。这些都是人体衰老，心神失养的重要表现。同时心神失养又可以加速衰老。心所主之神也指人体一身之神，中医学强调形神一体，"形与神俱，乃成为人"（《灵枢·天年》），"形乃神之体，神者形之用，无神则形不可活，无形则神无以生"（《类经》）。可见人之"神"是人体生命活动的主宰，是脏腑得以正常有序运行的保障。如果心神失养，则会导致脏腑运行失序，配合不协调，身体各项机能不均衡，变生疾病。

养心调神法在延缓衰老中占有重要位置，早在《管子·内业篇》就有"平正擅胸，论治在心，以此长寿"的论述，明代文学家瞿佑沿用这一理论，在《居家宜忌》中指出："养生之法，以养心为主……勿以妄想伐真心，勿以客气伤元气。"也就是说，具有宁静端正的胸怀，不要有太多欲望，使心境保持安定，有益于健康延龄。晋代许逊提出："心正则神调""神调则气道足矣"（《道藏·洞玄部·众术类·灵剑子》），并明确指出，心神调畅，气机运行顺畅，则可使精气得以下归肾脏，上达泥丸（脑），故能调节脏腑，使阴平阳秘，达到强己益身的效果。至唐代孙思邈、司马承祯对此加以发展，强调心为一身为主，百神之师，静则生慧，动则神昏。因此，人应净除心垢，开释神本，方可益智延寿。后世医家受前人启发，将治心学说与益智延寿进一步联系起来，研制一些具有延缓智能老化的方药。可见心神失养是人体衰老的重要表现，也是进一步导致衰老的重要原因，调畅情志，颐养心神是延缓衰老的重要方法。

阮士怡教授认为情绪异常可以导致多种疾病，临证中也特别注意嘱咐患者调畅情志。同时阮士怡教授也很关注老年人智能减退预防，认为这是老年患者生活质量下降的重要因素，在临证中也十分注重填精益髓。

二、先天之本决寿数

肾为先天之本，肾气的盛衰直接关系人体的盛衰和生长壮老已，直接参与人体的自然衰老过程，即生理性衰老，主要受到遗传因素的影响，也与后天生活有密切关系。肾藏精，主生长发育、生殖，藏精化气，内藏真阴真阳，故肾为一身阴阳水火之脏，肾精旺盛，真阴真阳协调，神旺体健；肾精不足，阴损阳耗，则神衰而寿减。

肾中精气由先天之精化生，直接关系人体的生长、发育、生殖和衰老。《内经》从人体生长、发育、生殖、衰老各个方面直接阐述了人体生命过程："女子七岁，肾气盛，齿更发长。二七而天癸至，任脉通，太冲脉盛，月事以时下，故有子……六七，三阳脉衰于上，面皆焦，发始白。七七，任脉虚，太冲脉衰少，天癸竭，地道不通，故形坏而无子也。丈夫八岁，肾气实，发长齿更。二八，肾气盛，天癸至，精气溢泻，阴阳和，故能有子……五八，肾气衰，发堕齿槁……七八，肝气衰，筋不能动，天癸竭，精少，肾脏衰，形体皆极。"认为女子"五七"岁、男子"五八"岁即开始进入衰老阶段，出现相应的衰老特征。肾中精气不足，天癸竭，衰老随之而来，强调人体生长壮老已的自然规律及寿命的长短，很大程度上取决于肾中精气的盛衰，随着肾中精气由充盛逐渐转向衰退，人体也随之出现衰老征象。张景岳则更为直接地说明了肾中所藏先天之精与人体疾病和死亡的关系："以人之禀赋言，则先天强厚者多寿，后天薄弱者多夭"，"精盈则气盛，气盛则神全，神全则身健，身健则病少，神气坚强，老而益壮，皆本夫精也"。可见肾精是决定人体强弱及寿命的关键因素。肾精不足，则会表现出腰膝酸软，耳鸣耳聋，发脱齿松，健忘等衰老征象。

肾主元气，肾中之精化生元气，又赖水谷精微滋养，故称肾为元气之根。元气又为立命之本，具有激发、推动脏腑组织器官功能活动的作用，是维系生命活动的原动力。若元气充盛，则脏腑功能健旺，生命活动正常。身体健康少病，则寿命自可延长。若元气衰惫，脏腑功能减退，则影响体内外清浊之气的交换，血液的运行，营养物质的消化、吸收和运输，气机的调畅，水谷精微的输布，代谢废物的排出等，则生命活动失常，人体就会早衰，寿命则难长久。叶天士《临证指南医案·痰饮》说："男子向老，下元先亏。"李杲《兰室秘藏·脾胃虚损论》说："人寿应百岁……其元气消耗不得终其天年。"虞抟《医学正传·医学或问》说："肾元盛则寿延，肾元衰则寿夭。"所以元气不足，脏腑功能减退也是衰老及老年性疾病产生的重要原因。

肾藏精化气，为人体阴阳之根本。张介宾在《景岳全书·传忠录》说："命门为元气之根，为水火之宅，五脏之阴气非此不能滋，五脏之阳气非此不能发。"可见肾中阴阳是人体一身阴阳的根本。阴阳平衡协调是人体生理机能正常发挥的前提，人体物质及功能的基础是精气，精为阴，而气为阳，故又称阴阳为阴精、阳气，即"阳化气，阴成形"，精能化气，气可为精，相互滋生，互根互用。阳气具有温煦、推动、生化的作用。各脏腑组织功能的正常运行，营养物质的化生，废物的产生与排泄都有赖于人体阳气的作用。阴精具有濡润、滋养的作用。五脏六腑、四肢百骸的正常功能活动均有赖于阴精所滋。阴阳平衡协调，则人体各组织器官、四肢百骸才能维持功能和形态上的正常，健康少病，寿命才能长久。

因此，维持阴阳的平衡有着至关重要的作用。阴阳平衡失调在人体衰老过程中的体现主要有两方面：一是阴阳虚衰，二是阴阳间相互转化失常。

阴阳虚衰在人体衰老中时有体现。《素问·阴阳应象大论》说："年四十而阴气自半，起居衰矣。"《千金翼方·养生大例第三》说："人年五十以上，阳气日衰，损以日至。"可见阴阳虚衰在老年人中是很常见的现象。若阳气不足则温煦、推动、生化作用减弱，表现为手足不温、畏寒肢冷，各个脏腑机能减退，新陈代谢减慢，血液流动减慢，形成瘀血及代谢产物堆积。阳气的生化作用减弱则出现水谷精微腐熟运化不足，而营养物质不能充分吸收，同时会出现水谷堆积，表现为纳差、食少等老年人常见症状。若阴精不足，则濡润滋养功能减弱。若阴精不能上滋于脑则出现神的异常，如性格改变，记忆力减退等；或不能濡养四肢百骸，则出现肌容量减低，见乏力，关节活动不利等衰老的表现。

阴阳转化失常也在衰老过程中有重要作用。生理状态下，阴阳是可以相互制约，相互转化的，而随着人体衰老，则会使这一功能有所减弱。如阴虚阳亢之肝阳上亢，即为阴虚不能制阳，阳亢而虚浮于上，常出现头晕目眩，血压升高。因此，阴阳虚衰，平衡失调是衰老及老年性疾病产生的原因之一，而肾为阴阳之本，则是肾与衰老密切相关的又一体现。

肾是机体最重要的水液调节器官，对津液的输布和排泄起着主宰的作用。正如《素问·水热穴论》所说："肾者，至阴也，至阴者，盛水也。"《素问·逆调论》说："肾者水脏，主津液。"胃的"游溢精气"，脾的"散精"，肺的"通调水道"，以及小肠的"分清泌浊"，都需要依赖肾的蒸腾气化作用而实现。肾的气化使"清者"蒸腾上升，散布于肢体、脏腑、经脉，浊者下行注入膀胱，排出体外，以维持机体水液代谢的平衡。若肾脏的气化功能失常，则有可能导致水液清浊不分，使浊入脏腑经络、四肢百骸，而行于身体各处，成痰湿则阻碍气血津液输布而使脏腑失养；或清气无以出而不能上达清窍，出现头晕昏蒙、目干、耳鸣等症状。

肾主骨生髓通于脑，也就是说骨骼的坚固、智慧的发展，主要与肾藏精气有着直接的关系。再者肾藏精，精能生髓；髓通于脑，聚而成智。正如《灵枢·海论》所说："脑为髓海。"李时珍更直言："脑为元神之府。"说明肾与人的精神意识、思维活动有密切关系。老年人常出现的健忘、认知功能障碍，均与肾相关。《素问·六节藏象论》中便有言肾"其充在骨"，认为肾主骨。因此，肾中精气盛衰与否，分别与骨的生长、退化、变性有关，老年人常出现的骨质疏松、骨关节病、均与肾精不足有关。

由上文可知，"先天之本"的盛衰关乎一身之阴阳的协调，精气的盛衰，在很大程度上影响了人之寿夭。

三、后天之本定天年

先天禀赋在衰老方面起着很大的作用，但衰老与后天生活也有不可忽视的密切关系。脾胃为后天之本，脾胃功能的盛衰直接关系着人体的健康和生活状态，直接参与人体衰老和发病的过程，与病理性衰老联系更为紧密，它主要受到后天因素的影响。因此阮士怡教授认为脾与人体的衰老有着密切的联系，所以脾脏充盛是人体健康长寿的后天保障。

1. 脾与血

血蕴含极丰富的精微物质，为人体生命活动所必需，血循脉管运行至全身，发挥营养和濡润作用。正所谓"血脉和利，精神乃居"（《灵枢·平人绝谷》），血也是神志活动的必要物质。血液生成主要有三个阶段，一是"中焦受气取汁变化而赤是谓血"（《灵枢·决气》），二是"营气者，泌其津液，注之于脉，化生为血"（《灵枢·邪客》），三是"化其精微，上注于肺脉，奉心神化赤而为血"（《黄帝内经集注》）。可见血的生成首先经过脾胃消化吸收水谷精微，化为营气，营气泌其津液，注于脉中，上达于肺，得其清气，奉于心，心阳蒸化而为血。

脾胃运化而来的水谷精微是血液形成的主要来源和必要物质。正如张介宾《景岳全书·传忠录》说："血者，水谷之精也，源源而来，而实生化于脾。"所以说脾在血液生成过程中起着极为关键的作用，若脾胃的运化功能无法正常行使，即便清气得以吸入，心阳蒸化正常，也很难产生具有正常功能的血液。因此，为血液生成提供必要原料也是脾胃的重要生理功能。若脾胃运化失常，饮食不化精微反生痰浊，痰浊入血，随行于身体各部，或阻塞络脉，或附于脉道，形成痰瘀之证，出现各种慢性病。这与老年患者往往出现多系统疾病，且病性虚实夹杂相吻合。可见脾胃运化失常不能充养血液是衰老的重要成因之一。

2. 脾与脉

脾对于气的生成有着重要的作用。气之来源有三：先天之精气、水谷所化之气和呼吸的自然界清气。其中，先天之精气禀受于父母；自然清气源于肺之呼吸，此二者均难以调控；而水谷所化之气源于饮食，虽各有不同却可调可控，同时也是人体之气最为多变、最为主要的组成部分。所以说，人体之气的盛衰关键取决于水谷之气，取决于脾胃运化功能的强弱和饮食结构的良莠。营气、卫气均主要来源于水谷精微，宗气虽加入了自然界的清气，但水谷之气也是其重要组成部分。由此可见脾胃所消化运化的水谷精微在气的充沛方面起着重要的作用。

营气满载营养精微，行于脉中，滋养脉道、输布全身濡养四肢百骸；而卫气剽悍滑利，行于脉外，一方面保卫机体不受六淫邪气的侵扰，另一方面，卫气收引起到保护脉道的作用。若饮食不节，伤及脾胃，导致脾胃运化功能失常，化气乏源，脉道得不到濡养和保护从而使脉道的功能异常，不能保证营血运行周身，而导致其他脏腑、九窍、四肢百骸功能减退，加速衰老的进程，甚至导致衰老相关疾病的发生。与此同时，脾主统血，有着使血液行于脉中不溢出脉外的功能。若脾虚不能统摄血液，则血液冲破脉道，离经而行，使脉道损伤，久则生瘀阻络，影响营养物质的运送和代谢废物的排出，亦会加快衰老的进程。

3. 脾与心

心主血，脾统血，脾又为气血生化之源，故心与脾的关系至为密切。一方面，表现在血的生成和输布上。脾的运化功能正常，化生血液的功能旺盛，血液充盈，则心有所主，正如《灵枢·平人绝谷》所言："血脉和利，精神乃居。"脾气旺盛，一则心气有所养，二则精神有所居。心气推动血液运行、心主神的功能得以正常运行都有赖于脾气的充足。若脾气亏虚，心之气血无所养，则无力推动气血，气血瘀滞则变生百病，加速衰老。气血不充沛则心神无所主，神衰不能统摄则各脏腑功能衰退，易导致各种增龄性疾病。

脾与心的另一层关系，表现在脾胃通调人体气机、交媾心肾上。脾胃升降有节，是人体气机升降的枢纽。脾胃之气的升降，能够交媾水火，会合金木，使心肾相交，水火既济。正如《丹溪心法·鼓胀》曰："心肺阳也居上，肾肝阴也居下，脾居中，亦阴也，属土……能使心肺之阳降、肾肝之阴升，而成天地交之泰，是为无病。"可见脾胃在心肾气机运行中的重要作用。脾胃正常，中气健运则阴升阳降，水火既济，枢转脏腑之气，如此则一身气机升降有序，运行正常，维持人体正常的生命活动。若脾胃之气升降失常，则心火无以降，肾水无以升，而出现心火亢盛，故老年人常见之心烦、心悸、失眠等证；而肾水独居于下，则下焦虚寒，故老年人常见的手足畏寒，夜尿频多等证。脾胃的升降枢转功能正常，既是脏腑经络气机得以正常运行的保障，也是维系人体健康和益寿延年的基础。

阳明脉衰，气血乏源，是衰老的常见变化。《素问·上古天真论》云："五七，阳明脉衰，面始焦，发始堕。"可见阳明脉衰是衰老的初始状态，也是衰老的常见表现。这里的阳明脉主要指足阳明胃经，泛指脾胃功能，可理解为如果脾胃虚弱就会出现面焦发堕的衰老变化。人体胚胎的形成，分娩后的生长、发育，以及防病抗邪所需的气血精液等重要物质，除禀受于先天之精外，主要源于脾胃化生的水谷精微。李东垣提出"脾胃病，元气衰；元气衰，折人寿"的思想，也强调了脾胃强盛在人体衰老进程当中的重要作用。"补之于脾，益之于胃，使之有序地化生水谷之精微。"故而保养脾胃，使得水谷得化，是延缓衰老、预防衰老性疾病的重要手段。

综上所述，阮士怡教授认为心脉系统的异常为衰老的具体表现，同时也是加速人体衰老进程的重要原因。脾肾功能失调是人体衰老的功能基础，脾肾功能失常是人体出现衰老的根本原因。因此阮士怡教授倡导以调节脾肾功能为延缓衰老的基本手段，同时着眼于心脉系统的获益。

第二节　心-脾-肾三脏一体观

一、法于《内经》，师古创新

心-脾-肾三脏一体观是阮士怡教授基于"治病求本"思想提出的认识、论治心血管疾病的理论。《素问·阴阳应象大论》云："阴阳者，天地之道也，万物之纲纪，变化之父母，生杀之本始，神明之府也，治病必求于本。"经文以阴阳变化的普遍规律作为万物生杀的根本原因，并将阴阳之理与人的生理、病理结合起来，提出了"治病必求于本"这一临床治疗的根本原则。然而疾病的发生与发展虽不出阴阳之理，但阴阳只是一个抽象的概念，即所谓"有名而无形"，它并不能具体代替事物和现象的本身，因而本之阴阳还必须具体化才具有可操作性。对疾病来说，仅从阴阳这个最高层次上论病本，并不能具体揭示出病理变化的本质，以天地间普遍抽象的"本"概念（阴阳对立统一规律）取代疾病中独特、具体的"本"概念，显然过于笼统，泛而无着。后世医家对治病求本理论与实践的探讨多有发挥，著述颇丰，提出本于病因、证候、病机等看法。

阮士怡教授认为"治病求本"是指针对疾病本质进行治疗，这是任何疾病诊治都必须遵循的原则，并贯穿于整个治疗过程之中，它反映了疾病治疗的普遍规律，因而"治病求本"是中医治则理论体系中最高层次的原则。阮士怡教授在《内经》理论和后世医家学术的基础上，继承创新，结合临床实际，认为心－脾－肾三脏一体观是"治病求本"思想的具体体现。

二、审证求因，本于正气

心血管疾病的发生发展与人体衰老密切相关，其发生发展与人体正气渐衰密切相关。所谓正气，即是指人体的形体结构、精微物质及其产生的机能活动、抗病能力、康复能力，以及人体对外界的适应能力、调控能力之总称。中医学理论认为，正气不足是疾病发生的内在原因。《素问遗篇·刺法论》言："正气存内，邪不可干，避其毒气。"《金匮要略·脏腑经络先后病脉证》亦言："不遗形体有衰，病则无由入其腠理。"说明机体正气充盛，抗病力强，致病邪气难以侵袭，疾病也就无从发生。"邪之所凑，其气必虚"，说明疾病一旦发生，源于机体正气亏虚。若人体肌肉丰满，形体壮实，皮肤肌表开阖如常，则保卫机体、抗御外邪的能力强，故人多寿。若正气不足、卫气不够充实，则人体抗邪无力，易生疾病。

金元以来，补土派、养阴派、温补派等各具特色的"补正学派"蔚然成风，他们擅补真阴、真阳，强调以养正治本为要、慎于克伐，在临床应用中取得了可观的疗效。"正气"与"邪气"是疾病中出现的两大矛盾，尽管如张子和所言："夫病之为物，非人身素有也，或自外入，或由内生，皆邪气也"（《儒门事亲·汗吐下三法该尽治病诠十三》）。许多疾病是由邪气所致，但"风雨寒热不得虚，邪不能独伤人，卒然逢疾风暴雨而不病者，盖无虚，故邪不能独伤人。此必因虚邪之风，与其身形，两虚相得，乃客其形"。这句话突出了正气的衰弱在发病中起着主导作用。致病邪气无处不在，只要人体的正气充足，纵然有邪气的存在，也是不能伤人发病的，只有在正气不足，防御能力下降，或者邪气致病能力超过正气的抗御能力时，外邪才会乘虚侵袭而发病。故而正气在整个病程当中需要时时顾护、刻刻扶助。在疾病的治疗当中，"因势利导，助正气祛邪"是平衡正邪的最好方法，如此使得邪有出路，正气得助，则人体自安。

因此，阮士怡教授十分重视正气的盛衰。以正气为本的思想源于《素问·评热病论》"邪之所凑，其气必虚"，强调正气虚弱在疾病发生与发展中的主导作用，进而补虚、扶正祛邪，可谓是中医论治的一大特色。顾护正气的内涵有三：第一是根据辨证，对正气虚弱的患者或益气或养血或滋阴或温阳或填精或增液等虚者补之，以扶助正气；第二是祛邪要顺应机体正气抵抗邪气的趋势，顺势而为，不能违拗正气的趋势，压制正气；第三则是祛邪时充分考虑保护正气，祛邪而不伤正，比如辨清邪气所处位置，治疗不伤无邪之地，且中病即止，以免太过而伤正。

三、正气存内，发于脾肾

人体中的正气主要有元气、宗气、营气、卫气等。脾为后天之本，主运化，司气血的生成；肾为先天之本，藏精气而为一身之本。此二脏，对于正气的盛衰起着决定性的作用。

元气，又名原气，是人体的原始之气。元气的生理功能有二，一是推动和调节人体的生长发育和生殖机能；二是推动和调控各脏腑、经络、形体和官窍的生理活动。元气可谓是人体"正气"的根本。元气来源于先天，即在胚胎形成之时，禀受父母肾中精气，形成元气的先天基础；出生以后，又赖于后天水谷之气的培育，以保持元气的充足。即元气的充足与否取决于先天禀赋的肾精是否充足，又有赖于脾胃后天的资助化生。

宗气，亦称胸中大气，积于胸中，以肺从自然界吸入的清气和脾胃从饮食物中运化而生成的水谷精气为其主要组成部分，两者相互结合而成。宗气的生理功能主要有行呼吸、行血气和资先天三个方面，因此，宗气的充盛与否直接关系一身之气的盛衰。以三焦为通道，元气自下而上运行，散布于胸中，以助后天之宗气；宗气自上而下分布，蓄积于脐下丹田，以资先天元气。先天与后天之气相合，则成一身之气。由于禀受于父母的先天之精有限，其化生的元气也是一定的，因而一身之气的盛衰，主要取决于宗气的生成。宗气的形成与脾胃化生水谷精气的能力密切相关，同时清气的吸入又与肺司呼吸、肾主纳气的功能密不可分。因此，宗气的不足，即所谓气虚，在先天主要责之肾，在后天主要责之脾肺。

营气，是行于脉中而具有营养作用的气。因其富有营养，在脉中营运不休，故称为营气。由于营气在脉中，是血液的重要组成部分，营气与血的关系密切，可分不可离，故常常将"营血"并称。营气与卫气虽皆源于水谷精微，但营属阴，卫属阳，所以又常常称为"营阴"。营气由水谷之精化生，进入脉中，循脉运行全身，内入脏腑，外达肢节，终而复始，营周不休。营气的充足保障了一身之脏腑、四肢百骸的营养充分，是人体正气强盛的具体表现。故而，营的生成及功能的正常发挥主要有赖于脾胃运化水谷精微的能力，脾气盛则营气足，化生血液濡养四末。

卫气，"卫"即保卫。卫气的生成与上、中、下三焦，即肺、脾、肾三脏有关。它本源于先天，即肾中阳气的一部分，故又有"卫阳"之称。肾居下焦，故有"卫出下焦"的说法。而卫气的防卫功能得以正常发挥，除先天禀赋肾阳外，更有赖于中焦脾胃气化生成的水谷精微不断的补充。所以从后天这个角度来说。又是"滋生于中焦"。卫气性剽悍滑利，正如《素问·痹论》说："卫者，水谷之悍气也。"卫气运行和分布，不受脉管的约束，行于经脉之外，外而皮肤肌肉，内而胸腹脏腑，遍及全身。卫气的防卫功能是"正气"抗邪的直接体现，若卫气不足，无力抗邪，则人体易感外邪，又不得防其传变入里。

由上可知，先天之气与后天之气共为正气，互根互用，互为补充。正气有赖于先天禀赋滋养和后天水谷化生，与脾肾二脏密不可分。正如明·李中梓《医宗必读·肾为先天本脾为后天本论》说："经曰'治病必求于本'。本之为言，根也。世未有无源之流，无根之木。澄其源而流自清，灌其根而枝乃茂，自然之经也。故善为医者，必责根本，而本有先天、后天之辨。先天之本在肾，肾应北方之水，水为天一之源。后天之本在脾，脾为中宫之土，土为万物之母。"故以正气为本，应当注重先后天之本——脾和肾的功能。

阮士怡教授临证时时顾护正气，顾护正气的根本又在于顾护脾肾。在治疗心血管疾病时，他提倡"治心不拘于心，五脏并重，治病求本"，五脏之中尤重脾肾，脾肾为正气之根本。

四、三脏相系，治于病本

虽然五脏虚皆可令人病，但因心为五脏六腑之主，肾为先天之本，脾为后天之本，在临床实践中阮士怡教授则最为重视心、脾、肾三脏。

《素问·灵兰秘典论》云："心者，君主之官，神明出焉。"心为五脏六腑之君，"主不明，则十二官危"。心在五脏之中的地位是十分重要。首先，心主血，水谷精微物质入心则化赤，即心是血化生之重要场所。其次，心主脉。心脏之搏动为气血运行动力。由此可知心气的充沛与否决定了一身之脏腑、皮脉筋骨能否得到充足的营养。若心气不足则鼓血无力，营气不能达于四末，血行不畅则易致脉络瘀滞；心阳不足、胸阳不振则不能温煦，或引发胸痹心痛；心血不足，则心失所养，或发为心悸、怔忡。再次，心主藏神。神是指人的精神活动。《灵枢·本神》谓："心藏脉，脉舍神。"《灵枢·平人绝谷》云："血脉和利，精神乃居。"这些内容都说明人的精神意识思维活动受心与血脉功能的影响。虽然，心系疾病的病位在心，但应认识到人体是一个有机的整体，心神的作用可以影响其他脏腑器官，人的思维情志对疾病的发生、发展和转归都有着极大的影响。此外，阮士怡教授还认为心脉系统通过脉络、血液遍布全身各脏腑，且周流不息，故心脉系统出现病理变化必然会影响各脏腑，各脏腑的病理变化也会影响局部血脉甚至整个心脉系统，可见心脉系统的健康与否直接影响人体正气的盛衰。

脾为后天之本，气血生化之源。心主血脉，脾主统血，同时脾为气血生化之源，营血化生有赖于脾胃气化水谷精微的功能，故心与脾的关系十分密切。正如李杲所言："内伤脾胃，百病由生。"阮士怡教授以为脾胃伤则不能运化水谷，气血生化乏源，则可导致血虚而心无所主，心无所养，脉道空虚，血行无力。再者，脾气虚则不能统摄血液，而致血液妄行而成瘀。又脾虚不能运化津液，则生痰浊诸证，痰浊上蒙心窍，痹阻胸阳，胸中气滞而发为胸痹；又因浊邪客清，脉道不利，痰瘀互结阻于脉络，脉络即病，其输送营养精微、排泄代谢废物的功能也受到影响，脏腑四肢百骸不得濡养、代谢废物不得排泄，从而变生百病。

肾为先天之本，为十二脏腑之根本，也为一身阴阳气血之本源。肾藏精，精化气，肾气是生气之源。心在五行属火，位居于上焦而属阳；肾在五行属水，位居于下焦而属于阴。从阴阳、水火的升降理论来说，位于下者，以上升为顺；位于上者，以下降为和。心之阴阳必须下降于肾，而充养肾之阴阳；肾之阴阳必须上升至心，以濡养温煦心之阴阳，只有心肾阴阳之间的上下交通，相互依存，才能保证这两脏之阴阳充足，并维持动态平衡关系，则心肾相交，亦称为"水火既济"。心主血，肾藏精，血与精之间可以相互化生。血化为精，如《医原》所说："谷气归心，奉君火而化赤，赤血得金气敷布，下行入肾化精。"精化为血，如《张氏医通》所说："精不泄，归精于肝而化清血。"这种精血互生关系，既体现了心肾在生理上的关系，亦为心肾相交、水火既济创造了物质基础。若肾中之精气不固，加之随着各种病邪的侵袭、增龄等因素的影响，肾气渐减，则肾气衰，心阳亦弱，必致气滞；气为血帅，气虚不能帅血，血行不畅则出现血瘀。肾气不能温煦脾阳，则脾气衰弱而出现水谷不得运化，聚而生痰化湿，导致痰浊害清，痹阻脉络。

由上可知，心为五脏六腑之大主，肾禀先天为根本，脾为后天以资助，心－脾－肾三脏是一个有机的整体，生理上相互滋养，彼此制约，病理上交相为害，一损俱损。故而调三脏可以安五脏，安五脏可以顾护一身之根本，心－脾－肾三脏一体观可谓中医"治病求本"理念的具体体现。

第三节 "脉中积"理论

一、理论来源

阮士怡教授在长期的医疗实践中，重视"先后天之本"，临证治疗中时刻顾护机体的正气，提出益肾健脾的扶正之法。但是对于"治病求本"理念又不仅仅拘泥于扶正固本，而是更注重在疾病治疗过程中，抓住疾病邪正斗争病理变化过程中的关键环节。

结合现代医学，阮士怡教授对心系疾病，尤其是动脉粥样硬化的病理机制有了深刻的认识。冠心病发病环节中动脉粥样斑块在血管中的生成、进展与疾病的发生、发展密切相关。解决斑块问题是该病治疗的关键环节之一。在既往的中医学理论中，对于该病的阐述主要是集中在胸痹心痛，其发病机制主要着眼于气滞血瘀、痰瘀互结心脉。立法处方多行气活血或化痰逐瘀，但阮士怡教授将中西医理论相结合，认为冠心病发生的根本机制是动脉粥样硬化，冠脉管腔中的斑块类似于中医的积证，只是形成的部位不同，此积块在脉壁，虽触之不及，实为有形。由此提出了"脉中积"的理念，认为粥样斑块是血脉中之"癥积"。其为痰为瘀，为有形之物凝滞脉中，具备中医癥积

之特点。《景岳全书·积聚》曰："积聚之病，凡饮食、血气、风寒之属皆能
致之……盖积者，积思之谓，由渐而成者也……诸有形者，或以饮食之滞，
或以脓血之留，凡汁沫凝聚，旋成癥块者，皆积之类，其病多在血分，血有
形而静也。"此与现代冠心病病机研究如出一辙。人随年龄增长，脾气渐虚，
津液不能顺畅舒布全身，却易炼液为痰；气阴两虚，运血无力，脉道失濡，
瘀血滞留脉中，痰浊瘀阻脉络致气血不畅而生百病。体内痰浊已成，盛于脏
腑，使人身体各器官结缔组织增生，而功能退化，血管亦不例外，痰浊阻于
脉络、阻滞血流，不通则痛，致冠状动脉狭窄致病。

二、血脉与癥积的形成

"脉中积"的形成与血脉密切相关，既受血运不利、血浊堆积的影响，又
与正气不足，脉道无力抗邪有关，是正气不足，病理产物堆积的结果。同时，
脉与血有着密切的关系，《素问》称心为"君主之官"，"心主身之血脉"，可
见血与脉是心之藏象的重要组成部分。心主血脉包括主血和主脉两个方面。
血与脉本身也存在着内在联系：脉为血之府，是血液运行全身的通道，与血
液接触最为直接，这就决定了脉道最先接触血中的营养成分，也最先接触血
中的浊、痰、瘀等有害成分，血液的变化最易引起脉道的变化；血则受脉道
约束，脉道的完整、顺畅是血液运行全身的保障，并且血液如何分布于各脏
腑也受脉道调节。

1. 始动因素

"脉中积"的形成，离不开病理产物因素，停留附着于脉道的有形实邪主
要来源于血。

血主要是由营气和津液组成，由水谷精微所化生。血的生成首先经过脾
胃消化吸收水谷精微，化为营气，营气泌其津液，注于脉中，上达于肺，得
其清气，奉于心，心阳蒸化而为血。其中脾胃的运化、心阳的蒸腾是水谷成
精微和精微成血液的关键步骤。现代人生活和饮食习惯改变，或嗜食肥甘厚

味损伤脾胃，或年老体衰，脾胃功能不足，均可导致运化功能失调，而致血浊、血瘀、痰浊等病理产物的产生。血中有形实邪的产生，导致血液黏滞度增加，血流缓慢，更易造成脉络壅滞。若脉道正气不足，不能够抵御这些有形实邪的侵袭，则很可能停留于脉道，形成"脉中积"。因此，血中浊、痰、瘀等邪是"脉中积"形成的主要病理因素。

2. 内在因素

"脉"，即血脉、脉络系统，为气血运行的通道，由脉及络，支横别出，层层分级，内联脏腑，外络皮毛肌腠，故在机体内形成一个相对密闭的管道系统。血液和营气随脉道而循行，遍布周身，承担周身上下的濡养功能，使得全身脏腑组织器官能正常发挥各自的生理功能，正如《灵枢·本脏》中所言："经脉者，行血气而营阴阳。"

血和脉紧密相连，血濡脉、脉载血，只有血液充盈、脉管通利才能正常发挥循行濡养四肢百骸的目的。《素问·痹论》指出脉痹"在于脉则血凝而不流"。阮士怡教授基于冠心病的根本发病机制——冠状动脉粥样硬化，提出"脉中积"理论，并认为人体正气不足，脉壁无法抵御血中浊、痰、瘀的侵袭，而使有形之痰浊、瘀血停于脉道，最终导致脉中癥积的形成。其中脉道正气不足是"脉中积"形成的关键环节。阮士怡教授常说"正气存内，邪不可干"，若正气不足，血中之邪有机可乘，形成"脉中积"。

脉道正气不足是"脉中积"形成的关键因素，而脉道正气不足的根本原因是年老体衰，肾精不足。例如，肾病综合征的儿童虽然也存在高血压、高血脂等问题，但很少发生动脉粥样硬化，究其原因是肾中精气充沛，有抵御血中痰浊、瘀血的能力。故而阮士怡教授将补肾之法作为防治冠心病的关键大法。

三、"脉中积"形成规律

动脉粥样硬化形成过程是一种复杂的病理过程。动脉壁内皮损伤是动脉粥样硬化的始动因素，受损伤的巨噬细胞吞噬脂质成为泡沫细胞，形成脂肪条纹，脂肪条纹最终演变为纤维斑块，斑块突然破裂，导致急性心血管事件的发生。所谓的"积证"是结合现代医学的微观辨证，是借助显微镜下冠状动脉粥样硬化病理变化的观察和中医理论结合的产物。阮士怡教授认为，冠脉管腔中的斑块类似中医的积证，只是形成的部位不同，此积块在脉壁，虽触之不及，实为有形。结合该病的病理特点提出了"结"的概念，认为粥样斑块是血脉中之"结"。其为痰为瘀，为有形之物凝滞脉中，具备中医"结"之特点。阮士怡教授认为"脉中积"的形成有两个步骤，一是脉中气机不利，形成瘕聚，可聚可散，基本相当于西医学的脂纹脂斑期；二是脉道正气不足，血中痰浊、瘀血附于脉道，形成"脉中积"，基本相当于西医学的动脉粥样硬化稳定斑块。其后弟子在本观点的基础上，进一步发挥，并结合西医学的发展，认为还存在着第三期，或者说是第二期的另一种情况，即"脉中积"郁久化热，形成疮疡，甚至破裂，完全阻塞脉道，基本相当于西医学冠状动脉粥样硬化不稳定斑块，可称为"脉中热毒"。

1. 脉中聚

脉道以通利为顺，若津液枯涸、脉失濡养、痰浊内阻、气机不畅或寒凝瘀阻等，均可引起脉道不利，导致气、血、痰、瘀、热、毒郁结于脉道上，形成"脉中积"。心主血脉功能失调致冠心病的发生主要表现为以下几个方面：其一，为心气、心阳不足。心气、心阳不足，则血行无力，导致心力、心律或心率异常。其二，心血化生乏源，心血不足，脉道空虚，血脉失养。其三，气虚不足以运血，则血必有瘀，血行不利，血停脉中，则阻塞脉道，阻滞气机，脉道痉挛，最终导致"脉中瘕聚"。

西医学认为血管稳态是在神经和体液调节下，在不断变动的内外环境因素作用下内环境相对稳定的状态。血管失稳态发生后，机体内源性保护机制可通过调节血管、发生适应性改变与修复，恢复血管功能与结构的稳态即生理性重构。血管失稳态后，在血液损伤方面出现血糖、血脂、炎症因子聚焦、血流动力学等的改变，在脉道损伤方面会导致血管炎症、动脉血管张力及舒缩功能异常、动脉内膜下炎症细胞浸润及脂质沉积、内皮细胞的形态与功能损伤、平滑肌细胞的增殖与凋亡等病理改变。

2."脉中积"

动脉粥样硬化经历最初的脂纹脂斑期后，内皮功能进一步受损，脂质过氧化进一步加重，最终导致脂质沉积于动脉内壁，形成动脉粥样硬化斑块。阮士怡教授认为，中医完全可以借鉴这一发现，重新阐释动脉粥样硬化斑块的形成，认为其形成与痰浊、瘀血密切相关。

痰瘀互结的相互关系古已有之，《丹溪心法》云："自郁成积，自积成痰，痰挟瘀血，遂成窠囊。"形象地描绘了"气－痰－瘀－结"形成的内在关系。导致动脉粥样硬化的首要因素是脂质代谢失调，而高脂血症的临床表现可归属于中医痰浊的范畴。痰浊的产生，往往责之于脾、肾。脾气不足，饮食水谷不生精微反成痰浊；肾气不足，水液代谢失调，也易于成痰；此外，脾肾亏虚，正气不足，脉道不足以抵御血中痰浊瘀血的侵袭，加之脉气不畅，痰浊瘀血更易沉着脉道，久而久之形成"脉中积"。

3. 脉中热毒

近年来，随着我国人民生活水平的提高和生活节奏的加快，热毒学说在冠心病的相关研究中占有重要地位。《圣济总录》云："大抵心属火而恶热，其受病则易生热。"热为火之渐、火为热之极、毒为火之聚，火热之邪蕴蓄不解成为热毒。现代医学认为急性冠脉综合征的发生与脂质斑块的破裂直接相关，而容易发生破裂的脂质斑块往往呈现纤维帽较薄、脂质内核较大的特点。这一特点与中医学的痈疽相似，而痈疽的发生与"热""毒"相关，所以斑块的破裂是毒邪作祟的结果。阮士怡教授及其弟子借鉴这一观点，认为"脉中积"的一种即是以热毒为主要表现，最易发生变化，而成真心痛的一种证候，是瘀久化热成毒的结果。

总之，阮士怡教授借鉴西医学对动脉粥样硬化的认识，提出"脉中积"理论，并对"脉中积"的形成和发展做出进一步阐释，可谓中西医结合之典范。

第四节 治病求本，临证察机

阮士怡教授认为辨治疾病必重其本，而不同疾病或同一疾病的不同阶段，其"本"各异，恰如《读医随笔·评释类》有言："治病必求于本，所谓本者，有万病之公本，有各病之专本。"阮士怡教授在多年尊经崇古，融汇现代医理的临证基础上，提出"本"应有本于病因、本于病机、本于本脏及本于体质之分。

一、治病必求于本

1. 本于病因——首辨虚实，祛邪固气

"治病必求于本"的首层诠释便是"本于病因"。不管是《素问·至真要大论》所言"必伏其所主，而先其所因"，还是《备急千金要方·征四失论》记录的"夫欲理病，先察其源"，亦或是明代张景岳的"起病之因，便是病本"，皆表明本于病因对于治病的重要性。阮士怡教授在临证时非常重视疾病发生的原因，强调"辨证求因，审因论治"，祛除致病因素对疾病的治疗至关重要。现在常见的转基因食品、垃圾食品问题，环境中的雾霾、噪声污染、光污染，以及工作压力、快节奏的生活方式等均已经成为新的致病因素，临床上不乏患者除主症外无其他不适表现，亦或是有患者临床表现繁多而无章，虽经过辨证论治解决主要矛盾后仍反复发作，根本原因在于源头未断，病因未除，所以阮士怡教授在诊病过程中仔细询问患者并细细探寻起病之因，不仅是针对疾病本身施以治疗，更加重视消除病因，切断祸害之源头。不良生活习惯以及情志失调是现代老年病和心血管疾病的重要致病因素，比如冠心病伴发焦虑、抑郁，情绪波动致高血压病患者血压波动或心律失常反复发作，膏粱厚味引发高脂血症、2 型糖尿病，以及七情太过或不及均可影响脏腑气血运行，发为胸痹、心痛、心悸、眩晕、不寐等。临床面对情志因素致病的

患者，阮士怡教授除了嘱患者调畅情志、精神内守、淡泊名利外，在处方用药上常使用宽胸解郁散结之品如石菖蒲、郁金、延胡索、厚朴等，安神定志之品如远志、生龙骨、生牡蛎、合欢花、珍珠母、酸枣仁、首乌藤等。不规律的作息习惯及膏粱厚味、饕餮酒食等有碍脾胃运化，使气血生化失常，所以在祛除病因的同时，总是嘱咐患者要注意调和气血，怡养性情，规律生活，劳逸结合。

2. 本于病机——注重脾肾，软坚散结

病机反映的是疾病邪正斗争的病理变化本质，治病求本之二便是探求病机，正如刘完素的《素问病机气宜保命集·病机论第七》中所言："察病机之要理，施品味之性用，然后明病之本焉。"阮士怡教授在临证辨治时擅于抓住疾病的病机，从整体出发，辨治心系疾病不仅拘泥于心，也应该兼顾五脏的调护，尤其重视脾、肾二脏。正因为支撑人体生命能量的主要来源是脾胃受纳运化的水谷精微之气，脾胃为全身气血生化之源，周身气血旺盛有赖于脾胃功能的正常。另言五脏之中，肾为先天之本，肾主水，受五脏六腑之精而藏之，肾精肾气的盛衰关系到五脏六腑的滋养或虚衰。在辨清脾肾生理功能的基础上认为脾肾功能失调，脾失运化，肾精不足，则精不化气，气不生精，脏腑失荣，功能紊乱，进而产生瘀血、痰浊等致病因素。据此，阮士怡教授提出益肾健脾，软坚散结法防治心血管疾病。动脉粥样硬化是冠心病的病理基础，临床上延缓动脉粥样硬化的发生不仅可以预防冠心病的发生，同时也可以延缓衰老。中医认为冠心病的病机为本虚标实，"本虚"虚在脏腑亏虚，根本为脾肾虚损，"标实"为瘀血、痰浊互结于血脉之中，阻塞脉络。所以，在治疗胸痹时，多针对病机采用益肾健脾、软坚散结之法。

3. 本于脏腑——脏腑喜恶，益气涤痰

以脏腑为纲结合病性的脏腑辨证是各种辨证方法的落脚点，所以治病求本还应本于本脏腑的生理功能。通过脏腑生理功能失常所表现出来的证候确定病位，辨清虚实，是处方用药的重要依据，如《血证论》中所言："脏腑各有所主……业医不知脏腑，则病原莫辨，用药无方。"阮士怡教授在临证过

程中发现，各脏腑寒热虚实各有偏重，然而人体是以五脏为中心的有机整体，各脏腑之间相互影响，大部分情况绝非单一脏腑致病。此外，脏腑各有喜恶，如肝喜调达恶抑郁、脾喜燥恶湿、肺喜润恶燥，所以在辨清脏腑病位所在时，还应注重顺应脏腑生理的喜恶。虽然胸痹、心悸、不寐等心系疾病的病位在心，而病因病机各异。就生理而言，心藏神，主血脉，为五脏六腑之大主，受肾精肾水之调节，脾胃水谷精气化生之营血使血脉充足、通畅，达四末，得以化神养神，正常发挥心的生理功能，故阮士怡教授认为，其病机根本之脏多在脾、肾。如在心律失常的辨治过程中，认为其机制为正气虚弱、外舍于心，发病与心、脾、肾三脏相关，故治疗上以益肾健脾为主，辅以涤痰化饮，以复脉律。

4. 本于体质——先天之体，后天调养

受先天遗传性和后天获得性因素影响，体质是个体在整个生命活动中在形态结构、生理功能和心理活动的综合、相对稳定特性。从疾病角度而言，病因与病机都影响着体质，尤其是迁延日久的疾病必然损伤体质，也就是说中医在治疗慢性疾病时必须调整体质。中医对体质的分类首先需总体辨阴阳，再分辨脏腑气血之阴阳，如气虚、血虚、阴虚、阳虚等。阮士怡教授认为就疾病来说，其根植于体质，诱发于病因，胶着于病机。所以，体质直接影响疾病的发生和预后。其次，从治疗而言，调整体质不仅涉及疾病的不同病理过程，而且影响整个生命活动的变化。由于体质具有相对稳定性，所以调整体质绝非改变病因或病机一般，而应该循序渐进，比如"冬病夏治""春夏养阳，秋冬养阴"等中医养生防病思想均属于调整体质的范畴。

二、正气存内，邪不可干

1. 正气畅达，病安从来

气是构成人体和维持人体生命活动的最基本物质之一，其运行推动和调控着人体内的新陈代谢，维系着人体的生命进程。《素问遗篇·刺法论》云：

"不相染者，正气存内，邪不可干，避其毒气，天牝从来，复得其往，气出于脑，即不邪干。"以此为源，此言一直被后世医家重视，成为疾病发生、发展病因病机的高度概括。

（1）人体正气同出而异名

正气是指能够使人体适应外界环境、并能抗病驱邪、具有免疫和康复能力的一类物质基础的总称，在疾病的发生、发展、转归和预后等方面占有极其重要的地位。《素问·评热病论》说："邪之所凑，其气必虚。"《素问·阴阳应象大论》说："精能化气。"《素问·通评虚实论》说："精气夺则虚。"又《素问·上古天真论》说："虚邪贼风，避之有时，恬惔虚无，真气从之。"无论是"气""精气""真气"，皆同出而异名，均为人体正气。

（2）从足通和论正气存内

"正气存内"与是否发病有着密切的关系。其中，"存内"的内涵有三。除考虑体内正气是否充足，人体内的正气亦应处于"通"与"和"的状态。"通"即"通畅"。如《素问·生气通天论》云："阳气者，大怒则血菀于上，使人薄厥。"暴怒的情绪可以使机体气血上冲，脏腑经脉之气阻滞不通而导致昏厥。《金匮要略》亦云："五脏元真通畅，人即安和。"此处"元真"即指"正气"。可见人体内正气的通畅与否和疾病的发生有着密不可分的联系，正气通则能"当其位"，"当其位"人体则不生病。"和"即"调和""和谐"。正气"和"的状态包括两个方面，一方面，人体是一个有机整体，故体内之气应调和，如《素问·生气通天论》云："凡阴阳之要，阳密乃固，两者不和，若春无秋，若冬无夏，因而和之，是谓圣度。"强调脏腑气血阴阳调和，则机体抗病能力增强，不易生病，反之则易受外邪侵袭而发病。另一方面，气"和"体现在人体之气与外界之气相调和，中医的整体观念强调天人合一，认为人体与自然环境是一个统一体，《素问·生气通天论》曰："夫自古通天者，生于本，本于阴阳。天地之间，六合之内，其气九州、九窍、五藏十二节，皆通乎天气。"表明天地之六气调和，则一年四季春夏秋冬、白天黑夜才能按正常规律有序地更替循环，人体体内之气才能适应外界之气的变化而不发病；

反之，自然界六气失和，人体体内之气与体外之气失和，则百病丛生。

综上所述，疾病的发生与否与体内正气的充足与否、通畅与否及调和与否密切相关。只有体内正气处于"足""通""和"的状态时，才能"邪不可干"，使机体处于健康状态而不发病。反之，体内正气若不满足以上任何一种状态时均可导致疾病的发生。如正气不足则机体抵御外邪能力降低，而致"不荣则痛"的病理状态；若正气不通，则机体血液运行无力使气血阻滞脏腑经脉，而致"不通则通"的病理状态。故正气的调和畅达与否在疾病的发生发展中起主导作用。

2. 虚邪贼风，避之有时

邪，即指病邪，泛指一切致病因素，人体之邪包括外来之邪和内生之邪，如六淫、外伤、虫兽、疠气、七情内伤、饮食劳倦等，以及痰饮、瘀血等病理产物。

（1）从人体自身论病邪

气、血、津、液是人体的基本物质，是机体拥有正常生理功能的重要保障。它们在体内存在于不同的组织器官，并通过各个途径维系着机体的生命活动。三焦是津液的运行通道，在代谢过程中，津液若溢出三焦而停阻于水道或人体某个部位，导致运行不畅而成痰饮，则成病邪；同理，正常情况下，血行有序、规律地运行于脉道，若血液不循常道而溢出脉外，则发为瘀血，则成病邪。这些痰湿、水饮、瘀血等病理产物如不能被机体运化或排出体外，从而积于体内，即成人体之"内邪"。

（2）从六气论六淫邪气

六气，是自然界产生的；"淫"即太过、浸淫之意，六淫邪气，即指自然界不正之气。《灵枢·刺节真邪论》说："邪气者，虚风之贼伤人也，其中人也深，不能自去。"另外，《内经》亦有"虚邪贼风，避之有时"的记载，说明邪气是指不以时至的风，亦称为贼风。狭义的六淫即指"风、寒、暑、湿、燥、火"六气的异常变化，如《素问·至真要大论》说："夫病之生者，皆生于风寒暑湿燥火，以之化生变也。"表明自然界之气的异常变化产生邪气，六气生发太过或不及致非其时而有其气、或运动变化太过急骤而产生六淫，进而成为人体多种疾病的致病因素。

3. 当位则正，非位则邪

人体发病的过程及发病机理较为复杂，但归根结底，人体发病即指机体某个部位、器官或组织正常的生理活动在某些致病因素的作用下出现功能障碍的一个过程，其主导因素是由于人体正气不足，外加邪气趁机侵袭而发病。

阮士怡教授认为，"失正即成邪"，若正气虚在疾病的发生发展中起主导作用，那么邪气在疾病的发生发展中就犹如"火上浇油"，如《灵枢·百病始生》云："两虚相得，乃客其形。"其中"两虚"即是说当虚邪贼风恰遇正气虚弱之人，人体则易发病，说明邪气是疾病发生的诱发条件。《素问·评热病论》亦有"邪之所凑，其气必虚"的记载，邪即邪气，气即正气，意思即是说机体正气不足时，邪气更易侵犯机体而发病。若人体正气充足，机体能够抵御外邪而不发病；但临床亦有人体正气不虚，由于邪气过盛，导致超出了机体的防御能力而发病。

换而言之，一般情况下，人体正气充足，外来邪气就不易侵袭人体，即使存在邪气入侵亦不会导致疾病，当人体正气虚弱无以抵抗外邪入侵，机体防御能力下降，外邪趁机侵袭人体导致脏腑功能失调，从而产生疾病。因此临床可以采用顾护正气、补益正气的方法来提高人体抵御外邪能力，同时积极规避邪气侵害，从而达到预防和治疗疾病的目的。

三、治未病

1. 尊经崇古汇新知

中医"治未病"理论源远流长，内容丰富，早在《素问·四气调神大论》就有记载："圣人不治已病治未病，不治已乱治未乱，此之谓也。夫病已成而后药之，乱已成而后治之，譬犹渴而穿井，斗而铸锥，不亦晚乎。"这种重在"消患于未兆"的"治未病"思想，实质上体现了中医重视疾病预防的超前思维模式。以此为源，历代医家对"治未病"屡有发挥。虽然经过两千多年的发展，"治未病"理论不断充实和完善，但大多散在于各种医籍文献之中，缺乏系统性，故难窥全貌。目前，学术界对于"治未病"的理解有"未病先防""既病防变"和"瘥后防复"三方面。

阮士怡教授崇尚《内经》中"治病必求于本"，"正气存内，邪不可干"，"邪之所凑，其气必虚"等思想，结合多年的内科诊疗实践，认为发病与否，主要取决于正邪双方的力量对比，"邪实正虚"则发病，"正胜邪却"则未病。"无病早防，有病早治"是临床防治疾病之"道"，可以简驭繁，道一而法众。在其指导下，健康无病之人，应注重养生调摄，强身健体，预防发病；病情潜隐或病情轻浅，仅有先兆表现者则见微知著，救其萌芽；既病者当抓紧诊治，掌握主动权，防止病势深入或反复。纵观疾病全程，防中有治，治中有防，防是"治未病"理论的核心，而扶助正气和趋避邪气是"治未病"的主要手段。

2. 三脏相通治未病

人之生老病死是一个连续的过程，各个阶段均有其特殊性，防治疾病亦有一定的征兆或特点可寻。尤其是慢性疾病，非一朝一夕骤然发病，其发生、发展及预后是一个漫长的病变过程，因此当以整体观念、动态思维思考，将"治未病"贯穿于人生命活动的不同阶段。阮士怡教授结合慢性疾病多以本虚标实为主的特点，认为养生防病当以心、脾、肾三脏为重，扶正祛邪，无病早防，有病早治。

（1）治未病者，养心脾肾正气

养生防病过程中最需要重视和保养人之精、气、神。精气以五脏为基础，肾藏五脏六腑之精，主生长发育和生殖，为先天之本、生命之源；脾主运化，化生精、气、血、津液，充养先天之精，维持生命活动，为后天之本，正如《理虚元鉴》云："以先天生成之体质论，则精生气，气生神，以后天运用之主宰论，则神役气，气役精。精、气、神，养生家谓之三宝，治之原不相离。"《素问·上古天真论》记述了肾气由未盛到逐渐充盛，由充盛到逐渐衰少，继而枯竭的演变过程。所以在人体生长壮老已的生命规律中，当生长发育达到高峰之后，随着肾精的衰减，脾胃运化功能的减弱，生命力就开始逐渐退化，步入衰老多病的过程。此外，阮士怡教授认为心为君主之官，有主血脉、藏神之用，可将气血规律地运送至全身，血管作为载体，其功能正常也是健康长寿者不可缺少的条件。血液循环正常，血管不硬化，脏器供血充足，功能就不会退化，可减缓衰老进程，减少内科疾病的发生，所谓"主明则下安，以此养生则寿"。因此，养生防病当养护心脾肾三脏，并尽早开始，持之以恒，才能做到老而不衰、老而不废、老有所用。

（2）治未病者，祛心脾肾邪气

阮士怡教授认为百病皆生于痰，人随着年龄增长，津液由于多种因素而逐渐化生为痰，痰浊瘀阻脉络，致气血不畅而生百病。以中老年人常见的动脉粥样硬化病变为例，若脾失健运，本应运化的水谷精微化生为痰浊，停滞于血脉，形成痰瘀胶结；年老者肾阳虚弱，气不化津，又无力温煦脾阳，则清气浊化，变生痰浊，壅塞脉道，血滞成瘀而病。脾肾失常，则心生血、行血功能亦受影响，浊痰瘀毒的混杂复合物形成后，随血液运行到全身各组织器官，发生异位沉积，浊邪夹杂于血液，循行脉道之中，日久则使脉壁破坏，影响脉壁的正常功能。由于血液流动速度缓慢，浊痰瘀毒沉积于脉壁之上，导致脉壁内膜增厚，粥样斑块形成，斑块向脉道腔中突出，致使管腔狭窄，局部供血不足；又浊痰瘀毒为阴邪，易伤阳气，均具有胶结难除、长期迁延的特性，所以缠绵难愈。病程迁延日久，心脾肾变生的病理产物易化热化火，热盛则肉腐，火热毒邪灼伤脉壁或斑块，使脉壁破损、斑块脱落，形成血栓，戕害其他脏腑组织。运用"治未病"理念，充分认识浊痰瘀毒在发病中作用，从浊痰瘀毒产生的源头入手，早预防、早发现、早消除促发浊痰瘀毒生成的危险因素，杜绝其病理产物之源，防微杜渐，令无邪可犯。从上可知，心脾肾功能失常是浊痰瘀毒产生的源头，对处于欲病未病状态的人群辨证施护、辨证施养，及时调整其功能状态，调养心脾肾正气的同时，及时祛除心脾肾变生的邪气，打断"欲病"链条，即是"治未病"的有效方法。

因此，心脾肾一体是治未病的重要指导。若脏腑已虚或有虚相端倪者则以补心、脾、肾三脏为主，治宜益肾健脾、育心保脉，扶助正气，防邪侵袭；标实渐显或已为害者则以泻心、脾、肾三脏化生邪气为主，治宜涤痰软坚散结之法，祛除邪气，标实减轻，症状渐缓后培补正气，以防邪复。

3. 阶段调治防进展

"心-脾-肾三脏一体观"是阮士怡教授"治未病"时强调的一种观点。在该观点的指导下，疾病防治法则逐步完善。纵观疾病各个不同阶段，节饮食，适劳逸，调情志，保持规律生活方式等应贯穿生命活动的始终。而欲病救萌、既病早治、病情稳定三个阶段则防中有治，治中有防，需建立动态思维，细察病机，审因论治。

（1）未病养生断病源

阮士怡教授认为，人的健康与否，寿命长短和先天禀赋、营养状况、精神因素、个人保健、自然环境、居住条件、医疗卫生条件、社会制度等多种因素有关。医生当"消未起之患，治病之疾，医之于无事之前"。

人体发病与衰老密切相关，至女子四七、男子四八时，身体经历生、长、壮的过程，而后开始转衰，较易罹患各种疾病。因此，养生不应仅限于老年或其发病之后。老年人五脏六腑俱已退化，此时养生防病是亡羊补牢之举。阮士怡教授主张，养生防病要早至孕胎开始，按时期与年龄进行养生，护心、脾、肾正气，阻断邪气之源，延缓衰老，令邪无所干。如胎儿时期，母亲就应合理安排营养和饮食，通过养母亲之心、脾、肾，以保证充养胎儿先天之本，先天禀赋优越则人体康健。幼童时期仍处于生长发育过程中，生机蓬勃，发育迅速，但脏腑娇嫩，形气未充，其脾常不足，运化功能尚未健旺，但生长发育迅速，对精血津液等营养物质的需求比成人多，因此易为饮食所伤，出现脾胃疾病；肾常不足，表现为肾精不充，肾气不盛，小儿二便不能自控或自控能力弱等；心常不足，心主血脉、主神明，小儿心气不充、心神怯弱，易于受惊，思维及行为的约束能力差等。据其生理、病理特点防治该阶段的常见病、多发病，强健心、脾、肾功能，保证后天生长发育。青年时期虽逐渐长成，人体正气由弱变强，但由于学业、工作压力，不健康生活方式等，易致心、脾、肾三脏正气的损伤，长久以往则影响日后的健康，应注意顾护心、脾、肾三脏，防止未老而衰，邪气侵袭。中老年时期，脏腑功能渐衰，应扶助心、脾、肾，延缓衰老。《素问·上古天真论》云："法于阴阳，和于术数，食饮有节，起居有常，不妄作劳"，则能形与神俱，终其天年；而"以酒为浆，以妄为常，醉以入房，以欲竭其精，以耗散其真，不知持满，不时御神，务快其心，逆于生乐，起居无常"，则精气耗竭，半百而衰。

因此，"治未病"理念应贯穿生、长、壮、老生命全程，养生防病越早开始，健康基础越雄厚。通过调节饮食，不嗜烟酒，慎动七情，起居规律，以天人相应，形神同养，并定期检查身体，提高无病早防、阻断病源的意识，适时扶助心、脾、肾三脏正气，同时主动躲避外邪侵害，达到养生祛病的目的。

（2）欲病救萌治未成

欲病阶段亦属未病先防范畴。欲病指欲作未发，病情潜隐，尚无不适症状，或病情轻浅，仅有先兆表现。本病已萌防其进展，意在对于这些欲病未病状态，要见微知著，审察病机，辨证施治，治病之未成。"有诸内，必形于外。"在欲病阶段，"有诸内"未必及时"形于外"，即某些内部病变伊始，要表现于外需经历一个过程，不会立刻显现出来，只凭借传统四诊不能完全辨识其病理变化，这为中医"治未病"带来了很大困难。但在四诊基础上有目的地借助现代检查手段，将传统宏观辨证与仪器检查的微观辨证相结合，把客观存在的理化检查指标纳入中医辨证论治的思维活动中，可以对传统中医的宏观辨证方法进行补充，推动中医诊断客观化，也更有利于疾病的早期发现，早期诊治。

以动脉粥样硬化性疾病为例，阮士怡教授认为其本质是人类随增龄发生的一种不可避免的动脉管壁退行性病理变化，如果血管不硬化，就能减缓衰老进程及一些内科疾病的发生，增强体质，延长寿命，所以要及早识别其发生的信号。如劳累或精神紧张时出现胸闷、心悸、气短，心前区闷痛，休息后自行缓解的症状，一旦发现疾病端倪尽早治疗。中老年患者若无明显心脏症状，但有高危家族史者，也应定期体检，现代理化检查手段丰富了中医传统望、闻、问、切四诊方法，可助医生进行微观辨证，再查舌脉，识体质，抓病机，适时调治，及早防治。动脉粥样硬化的发生始于动脉内皮功能的紊乱，因此防治动脉粥样硬化性疾病的首要任务就是保证内皮功能的正常。微观的内皮功能的异常虽然有多种因素引起，但从中医"正气存内，邪不可干"角度而言，最根本的原因还是正气虚损。老年人脏腑虚衰，自脾肾开始，日久变生痰浊瘀血等病理产物，积于脉中，不通则痛，故阮士怡教授提出的益肾健脾以治其本、软坚散结以治其标、育心养心以保脉道治疗大法，意在预防动脉粥样硬化的发生，治疗已形成的斑块，使其不再增加，甚则消退，同时也体现出阮士怡教授"治未病"思想的特点。

欲病救萌是治未病的重要阶段，只有及时治疗，未雨绸缪，才能防患于未然，不致进一步发展为已病状态。

（3）既病早治防传变

既病早治是指疾病已发生的初始阶段，应力求早诊断，早治疗，包括防治本病进一步恶化和诱发其他疾病两个层面。其一，本病已发，防病情恶化。疾病初期，病位较浅，病情较轻，正气未衰，病较易治，少有传变；如不及时施治，病邪步步深入，则病情愈趋复杂，治疗愈加困难。古代先贤在医学临证实践活动中对疾病变化规律多有阐释，如六经辨证、卫气营血辨证、三焦辨证、经络辨证等，足以见明确病变类型，把握传变规律，预测病变趋势对于疾病辨治的重要性。

如阮士怡教授在不同类型的心绞痛用药时略有偏重，他认为稳定型心绞痛患者，动脉粥样硬化斑块处于形成期或活动较为稳定，责之于脾肾功能不调而痰瘀内生，故以益肾健脾为主；而不稳定型心绞痛患者斑块稳定性欠佳，应注重标本同治，并控制相关危险因素，警惕心肌梗死的发生；若心肌梗死发作，当借助介入、溶栓等现代救急手段，达到稳其"标"的作用；介入治疗后的患者标实暂去，正气仍亏，以扶正为主，兼顾其标，以防其标再度形成。其二，本病已发防他病进展。《金匮要略》指出："夫治未病者，见肝之病，知肝传脾，当先实脾。"患者病症复杂，常合并他病，各疾病间亦相互影响彼此的发生发展。例如，一名确诊高血压的患者，心脏和血管是高血压作用的主要靶器官，早期可无明显病理变化，但长期压力负荷增高可引起高血压心脏病，进而导致冠状动脉血流储备下降，特别是在耗氧量增加时，导致心内膜下心肌缺血，常可合并冠状动脉粥样硬化。此患者动脉粥样硬化的严重程度与高血压控制水平密切相关。此外，高脂血症、糖尿病等均是动脉粥样硬化形成的高危因素，不予有效、系统地治疗，会促进冠状动脉粥样硬化性疾病的发生发展。因此，阮士怡教授提倡对各疾病之间的关系进行宏观把握，积极治疗原发疾病，同时保持良好的生活规律，使血压、血糖、血脂等严格控制在理想范围，防止或延缓冠状动脉粥样硬化性疾病或其他相关高危疾病的进展。

很多人在疾病的初期因各种原因（如症状不明显未引起重视，尚未影响生活工作等）而不注意早期治疗，错过了最佳治疗时间，导致在疾病的后期很难控制病情。阮士怡教授认为只有增强"治未病"意识，才有利于全民身体素质和生活质量的提高。

（4）病情稳定警反复

病情稳定期正气未完全恢复，邪气仍有残留，应警惕疾病反复。《素问·热论》云："病热少愈，食肉则复，多食则遗，此其禁也。"新病瘥后，由于正气不足，或兼有余邪未净，若情志、饮食、起居等调养不慎，则极易引起疾病复发，采取一定措施进行预防极为重要。虽外感热病与内伤疾病不同，但对预后禁忌仍有一定指导意义。因此，对于一些间歇发作或有缓解期的慢性疾病而言，标实渐去，邪气渐衰，正气来复，把握病情稳定的有利时机进行治疗，予扶助正气，佐以攻伐邪气之品，可使正胜邪退，有效防止病情反复或恶化。

以急性心肌梗死为例，现代医学治疗急性心肌梗死常选用溶栓治疗或支架植入术，以迅速开通狭窄或闭塞的血管，消除部分"标实"，尽量恢复心脉结构与功能，实现冠脉再通，挽救濒临坏死的心肌，然而动脉粥样硬化是全身性疾病，支架介入并没有阻止动脉粥样硬化的进程，不能从根本上改变患者本虚标实的病机特点，如不积极干预，会有介入术后再狭窄等可能性。阮士怡教授认为支架植入术后，脾肾亏虚为本，正气不足，邪必凑之，其功能紊乱仍可产生痰、浊、瘀、毒等的病理产物，日久再次形成积块沉积于脉壁，致使心脉不通而发病，故益肾健脾以补其本虚，软坚散结以治其标实，护心安神以畅其脉道，在临床诊病过程中遵循"辨证求因，审因施治"的原则，强调治病求本，总结出"益肾健脾，软坚散结，育心保脉"的治疗法则。研究发现，益肾健脾药及育心、养心药可以通过扶助正气来保护心肌细胞，软坚散结药物有助于血管内膜光滑，保持中层弹性良好。根据患者证候虚实的偏重，灵活把握扶正与祛邪的比例，临证加减化裁，诸药并用，标本同治，防止痰浊瘀毒等病理产物蓄积变生新的病灶，引起症状的反复发作。

第二章 临证法要

第一节　益肾健脾护正气

本于阮士怡教授"治病求本，本于正气"的治疗理念，认为中医"治病求本"首先是"以人体正气为本"，即"正气存内，邪不可干"，肾、脾分别为人体先后天之本，人体之正气受"脾肾"二脏影响最著，故阮士怡教授将益肾健脾法贯彻于自己的整个行医生涯。

中医一向重视"扶正"之法。对于老年慢病患者，"正气"更为重要。因其病程长，邪气久居，易损伤正气，加之年老体衰，故在治疗上更需注重顾护人体"正气"。王肯堂在《医统正脉全书》中就说："大凡病久，不必拘泥于治病，只补正气以固本。"正所谓"正气存内，邪不可干"，治疗时应当首先考虑顾护正气，只有正气旺盛，人体才不易受邪气侵害。即使有外邪侵袭，若正气旺盛，患者便可充分调动其本身的"自和"能力，病理产物也更容易被化解，进而恢复正常的生理状态。

前文已经具体论述了脾肾在衰老中的重要作用，若肾精充足，脾气健运，则正气旺盛，内皮细胞健康，那么血中瘀血、痰浊则难以附于脉道，就不易发生动脉粥样硬化。如《医林改错》认为："元气既虚，必不能达于血管，血管无气，必停留为瘀。"因此，阮士怡教授主张以益肾健脾法贯穿老年冠心病防治的始终。

一、益肾三法

阮士怡教授临证常用益肾之法，因肾为先天之本，与人体正气、衰老都有着密不可分的关系，故临证常采用温肾阳、滋肾阴、泄肾浊三种方法，既重视补益肾之亏虚不足，又重视排泄肾之病理产物，如此方能保证肾脏正常的生理功能和新陈代谢，使肾发挥其"先天之本"、顾护五脏的作用。

1. 温肾阳

肾内寄元阳，为一身阳气之根本，"五脏之阳，非此不能发"。心阳根于肾阳。心为君火，肾为相火。君火在上，为一身之主宰；相火在下，系阳气之根，为神明之基础，命火密藏，则心阳充足；心阳充盛，则相火亦旺。若肾中元阳不足，则心阳失助，导致心肾阳气俱虚。心阳虚则鼓动无力，不足以运行血脉，致使心脉痹阻。若心阳蒸化不利，则不能正常蒸化水谷为血液，进一步增加血浊的产生。脾气运化水液功能的正常发挥，亦须赖肾气的蒸化及肾阳的温煦作用支持。肾阳虚亦可使脾土失于温煦，运化失职，"脾为生痰之源"，若脾失健运，则水湿内聚，痰浊内生，阻滞脉络，而上凌心肺，致心脉痹阻，发为胸痹。

肾阳既为一身阳气之根本，便发挥着抵御寒邪的作用。肾阳不足，阴寒之邪乘虚侵袭，阳不胜阴，可致阴寒内盛。寒性凝滞，易使气血津液凝结、经脉闭塞阻滞。人身气血津液之所以畅行不息，全赖一身阳气的温煦推动，一旦阴寒侵犯，阳气受损，失其温煦，则经脉气血运行不畅，甚或凝结阻滞不通，不通则痛，正如《素问·痹论》说："痛者，寒气多也，有寒故痛也。"寒性收引，寒邪侵袭人体，可使气机收敛，腠理、经络、筋脉收缩而挛急。寒邪客于血脉，则心脉蜷缩，心血凝滞，发为心痛。如《诸病源候论》所说："寒气客于五脏六腑，阳虚而发，上冲胸间，则为胸痹。"又如《素问·举痛论》："寒气客于脉外则脉寒，脉寒则缩蜷，缩蜷则脉绌急，绌急则外引小络，故卒然而痛。"

用药方面，阮士怡教授临证中补益肾阳极少用到肉桂、附子这类大辛大热之品，因其温热之性太烈，易生热象，常用杜仲、桑寄生、肉苁蓉、淫羊藿、巴戟天等。其中，杜仲是最常用的补肝肾之药，现代研究证实，杜仲具有降压作用，王好古言其"润肝燥，补肝经风虚"。阮士怡教授临证选取杜仲也考虑到了其降压作用，对防治冠心病合并高血压病起到重要作用。肉苁蓉为补肾阳之品，兼能润肠通便。老年患者多为便秘所苦，故在临证中常用此药，温补肾阳兼以润肠通便。桑寄生能够补肝肾、通调血脉，常以此药入方以助通脉。淫羊藿为纯阳补肾之品，体轻气雄，可升可降，温入肾而助元阳，又可"治老人昏耄，中年健忘"，故常取其补肾益脑之功。巴戟天力缓，温而不燥，具有降压抗炎等作用，更适宜长期服用。其中淫羊藿、巴戟天补肾阳力量较强，故有明显肾阳虚及肾虚衰老的患者常用此二药。

2. 滋肾阴

肾为先天之本，水火之宅，内藏真阴，"五脏之阴，非此不能滋"。心血依赖肾之阴精补充，若肾阴亏虚，心血不足，心失濡养，"不荣则痛"，可发为心痛；脉失濡养，则舒缩功能失常，甚则发生心脉痹阻，出现心痛症状。肾阴不足，无以生血，致营阴暗耗，脉道空虚，犹如"无水行舟"，血行失畅，血液瘀滞亦可发为本病。肾阴资助心阴，减缓心脏的搏动及促使脉管舒缓，若肾阴不足，肾中之水不能上济于心，使心火独亢于上，可致心火内动，扰乱心神，发为心悸、胸闷、心烦、不寐等证。如《杂病源流犀烛》所谓："心与肾连。经曰：心舍脉，其主肾。经不以其客而反以为主，故必肾水足而后心火融，肾水不足，必致心火上炎，而心与肾百病蜂起矣。"

用药方面，阮士怡教授常用枸杞子、女贞子等归肾经、滋肾阴的药物，而不用沙参、麦冬等广泛滋阴之品。枸杞子有"十全之妙用"，又"专补心血"，是滋肾阴而保护脉道的良药。女贞子"能延生于永久"，并可降低高脂血症兔模型的血清胆固醇、甘油三酯含量，并使主动脉脂质斑块及冠状动脉粥样斑块消减。阮士怡教授常将两药同用，以期达到滋肾阴，护脉道的作用。

3. 泄肾浊

肾既主封藏，又主排泄。《素问·生气通天论》说："清阳出上窍，浊阴出下窍。"此浊阴主要包括饮食水谷之糟粕与脏腑代谢之浊气，即体内产生的废物。因肾虚而产生的浊的表现较为广泛，包括水湿、痰饮、瘀血等病理产物。其临床表现也较为常见，如肾精亏虚，肾精不上达而瘀浊蕴表则面色黧黑、眼胞晦暗；肾脏虚寒而肾之寒饮上泛则口中咸、眼周黯黑；肾为水脏，主宰全身津液代谢，水湿内停则水肿难消；久病喘咳，由肺及肾，肾脏虚弱则寒痰内生，痰浊与肾虚并存则咳喘、痰多，缠绵难愈；年老肾衰，肾精不能充养于脑，痰瘀交阻，蒙蔽清窍则迟钝痴呆；久病体弱，或年老肾虚，气化失司，瘀浊阻塞水道则为癃闭等等。二便是排泄浊气、废物的主要途径。肾司开合，开窍于二阴，主持二便排泄之职。若肾排泄失司，则泄浊不能，浊气内留不出，以加重痰浊、瘀血；或因肾中精气不足，影响五脏六腑的气化和气血津液运行而产生肾浊。肾浊的产生也在一定程度上掩盖或加重肾脏虚弱的表现，肾浊不除，则肾虚证不易恢复，故肾浊乃肾虚之标证。

用药方面，阮士怡教授常用泽泻泄水湿痰饮之浊，用益母草泄瘀血之浊。泽泻甘淡而渗利是常用利水气、泄肾浊之佳品，用之既可防补药之壅滞，又能入肾泄肾浊而升清气，从而达到"养五脏"的目的，取通利即是补益之意也。

二、健脾三法

脾为后天之本，直接参与水谷精微的形成与输布，对正气的盛衰起着重要作用。阮士怡教授临证之时常用此法，一则可以固护正气，二则通过健脾，以运湿化浊，防治冠心病，常用治法有补脾气、升脾阳、助脾运。

1. 补脾气

心与脾为母子关系、经脉相连。脾胃为人体气机升降之枢，执中央运四旁，又为后天之本，气血生化之源，可化生宗气以贯心脉，使气血旺盛，心脏搏动不息。随着年龄的增长，老年人脾胃功能明显减退，老年冠心病患者心与脾的关系变得更加突出。若脾胃虚弱，宗气匮乏，损伤中阳，清阳不升，浊气不降而上逆，痰湿内阻，阴乘阳位，上犯心脏，积滞凝结不畅，闭阻心脉最易形成胸痹。或因脾虚，而水谷精微化生不足，导致气虚，致使心气鼓动无力，心脉血液不得充盈，心失濡养，不荣则痛，发为胸痹心痛。因此主要表现为脾气虚的患者，则应以补脾气为主要治疗大法。

用药方面，阮士怡教授常用党参、炙甘草配伍以补益脾气。党参可以补中气而不燥，鼓清阳而不热，其药性平和，尤其适合老年患者使用。炙甘草实为补脾调和之品，功能滋脾之气，兼以调和诸药。两药各有侧重，各有所长，偏于心气虚者以党参配白术、茯苓来健脾益心，偏于心阴虚者以炙甘草配熟地、麦冬补脾滋心。

2. 助脾运

脾运即脾气运化水液的功能，即吸收、转输水精，调节水液代谢。脾气将胃与肠消化吸收的津液上输入于肺，再由肺的宣发肃降输布全身，使"水精四布，五经并行"。其中，肺为水之上源，肾为水之下源，而脾居中焦，为水液升降之枢纽，凡水液的上腾下达，均赖于脾气的枢转。若年老体虚，脾胃虚弱，脾失健运，水谷不化精微反生痰浊，随脾气之运，输布周身，流行于脉道；若脾运稍有不足，则可能停于脉道，形成痰浊阻脉，发于心，则心脉瘀阻，形成胸痹心痛之疾。正如《金匮要略心典》云："胸中，心阳……阳痹之处，必有痰浊阻其间。"就明确指出了痰浊与胸痹的关系。故临证之时当十分注意健脾以恢复其运化功能。

用药方面，阮士怡教授常用茯苓助脾运化水液。血浊是冠心病发病前重要的危险因素，血浊的成因与脾失健运，浊不能顺利排出有密切关系，而茯苓恰好兼有健脾和利水功效，是健脾利浊的主要用药。

3. 升脾阳

《脾胃论》中指出："火与元气不两立，火胜则乘其土位。"脾胃学说的创始人李东垣认为，脾胃不足，百病由生，在治疗上非常重视中焦阳气升发，用药偏重升阳补气。阮士怡教授对东垣的"升脾阳、养胃阴"理念较为推崇，同时也有自己的独到见解。脾主升，升属阳；脾主运，运属阳，脾喜燥，燥属阳。《难经》亦云："脾主裹血，温五脏。"说明脾在生理上属阳，有温煦其他四脏的功能。故阮士怡教授认为，脾为中焦运枢，脾阳升发能助心阳温煦，脾阳不升亦会损及心阳，而发心阳不振、胸痹心痛。

用药方面，阮士怡教授常用黄芪、白术以健脾升阳。黄芪性甘微温，善入脾胃，可补气健脾，升阳举陷。白术甘苦性温，主归脾胃经，以健脾燥湿为主要作用，被誉为"补气健脾第一要药"，其既长于补气以复脾运，又能燥湿以除湿邪，与黄芪配伍可增强补脾益气、固表止汗的功效，对于脾气虚弱、卫气不固、表虚自汗的患者尤为适用。

第二节　软坚散结祛病邪

软坚散结法正式形成于20世纪80年代末90年代初。结合"脉中积"假说，认为冠心病虽言其为心之病，但结合解剖、病理等相关研究，其主要形态学改变为冠状动脉发生动脉粥样硬化，为有形之邪阻于脉道，碍于血液流行，而致"血脉不通、心体不荣"，终出现胸痹、心痛等症。在治疗上，前言益肾健脾以护人体之正气为治疗疾病之基础，而对于脉中有形之"积"，需以软坚散结以祛脉中之有形之邪，故阮士怡教授创造性地提出了软坚散结法治疗冠状动脉粥样硬化。

冠心病是脉络系统的疾病。病理解剖已经证实，冠心病的病变基础是冠状动脉血管内壁产生粥样硬化斑块，阻塞了血液的正常运行。虽然中医的概念不能完全等同于西医，但中医最初也是以解剖学脏器作为取类比象的重要依据。阮士怡教授认为，中医也要不断创新，不断借鉴其他学科的先进经验，既然现代医学已经证实冠心病是脉道发生的病变，中医便可以借鉴。

阮士怡教授结合现代医学知识，对心系疾病尤其是冠心病的发生发展过程中动脉粥样硬化的病理机制有了深刻的认识。冠心病发病环节中，动脉粥样斑块在血管中的生成、进展变化与疾病的发生发展密切相关。防止斑块形成与延缓斑块进展是该病治疗的关键。在既往的中医学理论中，对于该病的阐述主要集中在胸痹心痛，其发病机制主要是着眼于气滞血瘀、痰瘀互结于心脉。立法处方多着眼于行气活血、化痰逐瘀。

阮士怡教授辨治冠心病并不拘泥于中医传统观点，冠心病是由动脉粥样硬化引起的心脏疾病，冠脉管腔中的斑块类同于中医的积证，只是形成的部位不同，此积块在脉壁，虽触之不及，实为有形。结合该病的病理特点提出了"脉中积"的概念，认为粥样斑块是血脉中之"积"。其实质为痰，为瘀，为有形之物凝滞脉中，具备中医"积"之特点。

《素问·至真要大论》："坚者削之……结者散之。"阮士怡教授以此立论，处以软坚散结法治之。推而广之，临证中涉及有形之邪实的病理产物均可采用软坚散结之法治疗。除常用于冠脉粥样硬化性心脏病，该法亦多用于风湿性心脏病、扩张性心肌病、心力衰竭、高血压、心律失常、高脂血症等许多疾病之中，临证用药变化灵活。

一、软坚散结

软坚散结法属于中药八法"消法"的范畴，早在《内经》中就有"坚者削之，结者散之"的记载，《医学心悟·卷一·医门八法》做了进一步的解释："消者，去其壅也。脏腑筋络肌肉之间，本无此物而忽有之，必为消散，乃得其平……及其所积日久……块因渐大，法从中治，当祛湿热之邪，削之软之，以底于平。"可见对于久病成"结"，必当以软坚散结法消之。

用药方面，阮士怡教授常用鳖甲、海藻、昆布这类咸寒之品。鳖甲"善能攻坚，又不损气，阴阳上下有痞滞不除者，皆宜用之"，是软坚散结的常用之品。海藻"专能消坚硬之病，盖咸能软坚也……则无坚不散矣"，又具有降脂及抗凝血的作用。昆布与海藻相似，亦是咸寒软坚之品，其性稍强于海藻，又兼"泄水去湿"之功，能祛水湿痰浊。阮士怡教授临证时往往在海藻、昆布之中取其一，因其味咸，恐因合并心衰者水钠潴留，或加重高血压患者的血管紧张度，引发血压波动。

二、祛痰散结

阮士怡教授认为老年冠心病有着虚实夹杂的特点。患者往往出现脾失健运，不能运化水谷精微，升清降浊失司，水谷精微壅滞，聚而为痰，多有痰浊瘀阻的表现。早在《素问·至真要大论》就有"太阴在泉……民病积饮，心痛"的记载，认为心痛的主要病机为痰邪停滞、痹阻心阳。张仲景则进一步认识到"阳微阴弦"是胸痹的重要病机，即胸阳势微，痰浊内阻，并制定了辛温通阳，豁痰宽胸，开痹散结的治法。结合老年冠心病本虚标实的特征，阮士怡教授在临证之时常加入健脾化痰之品，因脾虚是生痰的根本原因，正如叶天士在《临证指南医案·痰》指出："痰证之情状……每著消痰之方，立消痰之论者甚多，后人遵其法而用之，治之不验……知痰乃病之标，非病之本也。善治者，治其所以生痰之源，则不消痰而痰自无。"阮士怡教授临证不仅仅着眼于化痰之法，更重视健脾以绝生痰之源。

阮士怡教授常选用浙贝母以达到祛痰散结之功效。浙贝母是清热化痰、散结解毒的常用药，一则与"祛痰"有关，一则因"疬瘰以热结而言，泄热散结，故能治之"，可见浙贝散结之功亦有清热化痰之效。故阮士怡教授在治疗痰热较为明显、或合并高血压病的患者时应用此药，健脾可参"健脾三法"。

三、活血散结

瘀血是脉中生结的另一主要致病因素，一则老年冠心病是一种慢性疾病，病程多长，可"久病致瘀"，正如《临证指南医案·积聚》所云："初为气结在经，久则血伤入络。"二则老年人往往心气亏虚，无力鼓动运血，而使血行缓慢，若兼有痰浊，则极易附于脉道，形成脉中之"结"，正如《灵枢·百病始生》所说："凝血蕴里而不散，津液涩渗，著而不去而积成矣。"张景岳更是直接指出："诸有形者，或以饮食之滞，或以脓血之留，凡汁沫凝聚，旋成癥块者，皆积之类，其病多在血分，血有形而静也。"可见动脉粥样硬化"其病多在血分"，加之老年人往往会呈现血液高凝状态，与中医学血瘀的形成条件相似。阮士怡教授认为冠心病作为常见的老年慢性疾病，往往兼有不同程度的血瘀证候。故冠心病已病期通利脉道、软坚散结必然要考虑活血法的应用。

用药方面，阮士怡教授常用桃仁、丹参二药以活血化瘀，散痰瘀互结之证。桃仁祛瘀同时有助于生新血，并有破癥瘕、润肠之功。丹参乃活血散结之佳品，古人就有"一味丹参饮，功同四物汤"的评价，可见其活血养血之力，故临证常选此药。

四、清热散结

热与胸痹心痛的关系，前文已作出具体论述，然对于冠心病已病期的患者，则更多呈现"热"与"毒"并见的特征。

现代人的生活方式、气候环境、饮食结构、工作生活习惯、体质等较以往有所不同，易致火热之邪；同时体内脂、糖、浊、瘀等易蓄积蕴结，变生热毒，邪气亢盛，败坏形体，损伤心及心络，导致冠心病的进展，并具有病变复杂、骤发性烈、凶险善变、虚实夹杂、顽固难愈等毒邪致病的特点。

研究发现冠心病中不稳定心绞痛或心肌梗死的发生发展多与斑块的不稳定性相关。近 2/3 急性心肌梗死是由已损伤血管发展而来，炎症是这些高危斑块的共同特征。进一步研究还表明，炎症动脉粥样硬化斑块的温度升高，其表面温度与巨噬细胞数量增多和纤维帽厚度相关。对于冠心病患者，斑块破裂、血栓形成往往是发生心梗的主要原因。因此从清热的角度论治脉中"结"对于防止冠心病突然恶化有着重要作用。

在这类药物的选择上，阮士怡教授没有选择石膏、大黄等苦寒之品一味清热，而是认为软坚散结应在顾护正气的基础上祛除邪结，故选择夏枯草、连翘以清热散结而不伤正气。夏枯草清热散结、疏肝柔肝，具有明显的降压、抗炎作用，故常用于有明显热毒，或肝阳上亢、血压升高的患者。连翘清热散结除烦，对于心经火热，有心烦症状的患者常用此药。

第三节　育心保脉助心用

近年来，人民健康意识和保健养生意识不断增强，越来越多的人意识到"治未病"的重要意义。门诊接诊患者不断年轻化，处于冠心病未病期的患者也不断增加，这部分患者往往病情较轻，症状不典型，但有疾病的危险因素，或呈现不典型症状。多有患者认为此时尚未出现症状，无需系统治疗，但阮士怡教授并不赞同此法，对于衰老和冠心病患者，阮士怡教授主张"服药要早，服药周期要长"，这样才能延缓疾病的进程，真正意义上降低冠心病的患病率，使老年人达到健康长寿的目的。

一、"育"心不同于"养"心

《说文解字》里说："育，养子使作善也。"意思是说"育"就是生育、养育的意思，有时与"养"义同，后来又引申出"培养""教育"之义，故"育"的内涵比"养"更为深广。

这里所谓育心，不局限于养心，而是兼具养心和使心生发、生长之意；既滋养心之气血，又助心之生长生发，以延缓心之衰老。就现代医学角度而言，育心的目标在于增强心脏本身的功能，增加冠状动脉血流，提高心肌对缺血缺氧的耐受力。育心之法主要针对心的基本功能，对有不典型冠心病症状，受情绪、季节变化影响发病，或已罹患冠心病出现心的基本功能受损，心肌舒张功能不良，心肌弹性降低者均有一定疗效。治法主要包括通心阳、化痰滞、培心气。

1. 通心阳

心居上焦，属阳脏而主阳气。《血证论》说："心为火脏，烛照万物。"即指心的阳气非常旺盛，既能温煦人体，又能推动血液运行，营养全身，维持生命。临床上，顺五脏本脏之气可补五脏，故热药助阳以养心。心阳的重要功能是温通全身血脉，温为心之本性，而通则为心之功能正常的重要前提和保障。

胸痹的病因历代医家均有探究，张仲景就提出"阳微阴弦"的说法。《金匮要略心典》对此进行了详尽的解释："胸中阳也，而反痹，则阳不用矣。阳不用，则气之上下不相顺接，前后不能贯通，而喘息、咳唾、胸背痛、短气等证见矣……阳气失位，阴反得而主之。亦所谓阴凝于阳，书所谓牝鸡司晨也。是当以通胸中之阳为主。"明确地提出胸痹当以通心阳为要，而非温补心阳。

用药方面，阮士怡教授遵仲景经方，擅用桂枝、薤白以温通心阳。阮士怡教授用桂枝，一则取其通阳利脉，二则取其通阳利水，因此应用桂枝并不主要针对胸痹一证，而是着眼于整个心脉系统的健康，用其改善心脉系统的整体功能，既能改善胸痹的症状，又能防止心肌纤维弹性下降，甚至可以用于各种原因导致的心衰。薤白的作用与桂枝相似，都是常用的通心阳的药物，但其更长于散壅解郁。阮士怡教授用此药也重视薤白通阳辛散的特点，故往往与瓜蒌、桂枝合用，以期达到通心阳以消胸中痰滞的作用。

2. 化痰滞

阳气痹阻是胸痹的重要成因，若阳气痹阻，温通失煦则血脉凝涩，心脉失养，则发为胸痹心痛。阳主开，阴主闭，阳郁而阴邪干之即胸痹而痛，痹即闭也。《金匮要略心典》中就有"……阳痹之处，必有痰浊阻其间耳"，"胸痹不得卧，是肺气上而不下也。心痛彻背，是心气塞而不和也，其痹为尤甚矣。所以然者，有痰饮以为之援也"。故治疗上除应考虑通阳外，还应当适当加以豁痰化浊之法，以除去胸中痰滞，方能使胸中阳气得以舒展。

用药方面，阮士怡教授临床并不用化痰之半夏、南星，而多用瓜蒌，取其化胸中痰滞之意。阮士怡教授认为只有胸中痰滞得化方能使胸阳舒展。

3. 培心气

心为五脏六腑之大主，主阳气、主血脉。血液在脉中循环不息，不瘀不滞，全赖心气之推动。但随着人体的衰老，心气逐渐不足，鼓动无力，导致血液运行缓慢，瘀血、痰浊停滞脉中，附着于脉道，产生血脉瘀滞，出现不通则痛。因此，在治疗上，阮士怡教授尤其强调心气的充足。他认为，在冠心病未病期，心气充足，则瘀血、痰浊无处停留，就不会发展为冠心病。如果可以通过补益心气，使其恢复帅血运行之功能，达到血脉流畅的目的，则可使痰浊、瘀血等病理产物无处停留，会大大减少冠心病发生发展的机会。

用药方面，阮士怡教授常用党参、黄芪以培补心气。党参可以补中气而不燥，鼓清阳而不热，其药性平和，因此尤其适合老年患者的服用。黄芪是最为常用的补气药，各种疾病气虚之证均有应用，阮士怡教授用黄芪主要取其补益一身正气的作用，正气强则邪气无所侵。

二、"保"脉不同于"通"脉

"保"字在现代汉语中常被用作"保护""维护""担保""保证"等义。再引申就有了"保养"的意思。这里所说的"保"，即是保护，也是抚育的意思，旨在保护脉道的同时又激发血管新生，从而维持血管生理功能，不仅仅局限于保持脉管通畅。保脉的目标在于保护血管结构和功能的完整性，以维持相对平衡的状态，延缓动脉粥样硬化的发生发展。主要适用于冠心病发病前期，或是年龄处于衰老前期，有家族史、高危因素的患者。具体治法主要包括调气舒脉、清热和脉、化浊保脉。

1. 调气舒脉

《内经》中有"气为血之帅，血为气之母，气行则血行，气滞则血瘀"的记载。《沈氏尊生书》曰："气运于血，血随气以周流，气凝血亦凝矣，气凝在何处，血亦凝在何处。"从中可以看出气血之间具有非常密切的联系，气推动血液在脉道内运行不休，一旦气机阻滞，则血液不能正常运行，停滞脉中，瘀阻心脉，发为胸痹心痛。阮士怡教授认为，气滞则影响血液运行。气机不畅，气行郁滞，气郁而血行不畅，瘀血乃成。在冠心病发病前，很多患者就存在气机郁滞导致心脉挛急的症状，心脉拘挛日久则会损伤心脉的功能和形态，导致痰浊瘀血停留于脉道，出现心脉痹阻的现象，症见背胀痛、窜痛、胸胀痛、胁痛、善太息、弦脉等气滞表现。故调气舒脉是冠心病未病期的重要治法。

用药方面，阮士怡教授于理气药中选香附、郁金、枳壳三品以调气舒脉。香附虽为理气之品，又兼有活血之功，能够推陈出新，虽理气而不耗气，与益气之品合用，可以助其益气之功。郁金理气兼有化痰活血的功效，使冠心病未病期患者尽可能祛除气滞、血瘀、痰凝等病理因素。枳壳理气、性缓，主胸膈之病，故阮士怡教授临证喜用枳壳，以图缓攻气滞。

2. 清热和脉

热与胸痹心痛相关首见于《素问·厥论》，谓："心主下少阴厥逆，心痛引喉，身热，死不可治。"论述了身热也是心痛的一种证候。《诸病源候论·心悬急懊痛候》曰："其痛悬急懊者，是邪迫于阳，气不得宣畅，壅瘀生热，故心如悬而急烦懊痛也。"阐明阳气郁久成热致心痛的病机。《傅青主男科重编考释·疼痛门·心腹痛》则指出心痛分寒热："心痛之证有二，一则寒邪侵心而痛，一则火气焚心而痛。"古人除了认识到胸痹可能与热相关以外，也发现热毒损脉这一病机。《医林改错·积块》中"血受热则煎熬成块"就明确指出热邪可以煎熬致瘀。可见，冠心病的病机不仅是阳虚、寒凝、血瘀，还应包括火热煎熬至瘀。阮士怡教授认为，冠心病首要是脉道受损，进而出现痰、瘀等停于脉道，形成心脉痹阻而致心痛。越来越多的实验证据表明炎症反应参与了动脉粥样硬化的形成和进展。清热解毒中药具有抗炎作用，结合目前冠状动脉粥样硬化炎症反应学说，不难发现，清热药对延缓冠脉病变有积极作用。老年人患冠心病的主要原因是年老体虚，阴气渐衰，阴血亏虚，心脉失养。阴血不足易受热毒煎熬，血液浓稠黏滞，瘀血渐生，瘀久化热，损伤心脉。另外老年患者脾胃功能不足，脾失运化之能导致痰浊内生，痰浊凝滞易阻碍气机，郁而化热，热损心络而发病。所以在治疗老年冠心病时，在辨证论治的基础上，可以考虑加入清热解毒之药以缓解痰浊、瘀血对脉道的损害。

在清热和脉一法中，阮士怡教授的用药颇具特色，在深究中医理论的基础上，结合现代药理研究，选择白鲜皮和虎杖两味药。白鲜皮本为皮肤科常用药，但《本草正义》中言该药"又能通行经隧脉络"，故阮士怡教授认为以中医比类取象的思维方式看，内皮损伤可与皮肤损伤相类比，故在皮肤科常用药中选白鲜皮一味以期能够改善内皮功能，从而取到通经络之效。虎杖本为肝胆疾病的常用药，但后世鲜有关注虎杖的其他作用。陶弘景谓虎杖"主暴瘕"，这里的"瘕"即我们常说的瘕聚，为气聚而成，这与患者因各种原因导致的冠状动脉痉挛并非斑块，有着相似之处，故阮士怡教授在冠心病未病期，喜用此药改善动脉功能，进而缓解痉挛所致的胸痹症状。

3. 化浊保脉

"血浊"首见于《灵枢·逆顺肥瘦》："刺壮士真骨，坚肉缓节，监监然，此人重则气涩血浊。"张志聪注曰："其人重浊，则气涩血浊。"此处"血浊"即指血液浑浊不清的状态。近年随着现代中医学发展，血证中血虚、血瘀分型已不能完全涵盖心脑血管疾病的病理生理特征，且不能概括其病因病机学特点，故血浊理论再次得以发展。

目前较普遍认为，血浊是血液受各种因素影响而导致"血失清纯"或"血的运行异常"。《灵枢·营卫生会》关于血的生成有"人受气于谷，谷入于胃，以传与肺，五脏六腑皆以受气，其清者为营，浊者为卫，营在脉中，卫在脉外"之说，又有"营卫者，精气也，血者，神气也"的说法，表明血的正常生成过程包括脾胃化生营阴、肺中吸入清气、心寓神于血等几个环节。若营阴浑浊不清、肺中清气不净或神志失于清明，血液化生过程就会受到影响，导致血液失于清纯、血行异常，加之人体衰老，肾的排浊功能随之下降，则会使浊邪排泄受阻，出现血浊的病理状态。

综合以上因素，阮士怡教授认为饮食不节，过食肥甘；环境污染；情志因素及肾的排浊能力下降都是产生血浊的重要原因，"浊邪"重而黏滞，秉湿邪之性，血浊日久不得清化，津液正常循行必然会受到影响，乃聚而成痰。而痰饮停聚不行又会反污于血，加重血浊病理状态。血中秽浊积聚，久则变"稠"变"黏"，进一步发展则阻塞脉道，形成痰瘀互结。可见血浊是痰浊和瘀血形成的重要病理基础之一，清化血浊是治疗冠心病未病期的重要方法。

用药上，阮士怡教授认为血浊是冠心病发病前重要的危险因素，血浊的成因与脾失健运，浊不能顺利排出有密切关系，而茯苓恰好兼有健脾和利水的功效，是去除血浊的主要用药。泽泻也是常用利水之品，李杲谓其能"去脬中留垢"。阮士怡教授临证用此药，取其利水，泄肾中浊气的功效，与茯苓同用则是从血浊形成之脾，和血浊排泄之肾分别治之。

第四节　益气养阴复心脉

冠心病是临床常见病、多发病，对人类健康有较大的危害，阮士怡教授受到已故名中医董晓初先生的影响，发现心气不足、阴血虚弱是冠心病的病理基础之一，调整心脏气血也是防治冠心病的一个重要途径，益气养阴之法在临床中往往可获佳效。

20世纪60年代，在我国，冠心病尚不是主要的循环系统疾病，其发病特点也与现在的冠心病稍有不同。患者大多为年老体衰，情志不调，思虑过度者，而嗜食肥甘厚味者少见；证候以虚为主要特点，尤其是气阴两虚兼有血瘀者为多，而痰浊瘀阻者少见。因此，董晓初先生在炙甘草汤的基础上创制中成药取得了较好的临床疗效，但未得到广泛应用。阮士怡教授在此基础上，经过改良、临床试验等，创制了"651"丸，并广泛应用于临床，最终转化为上市中成药通脉养心丸，并总结出了益气养阴之法。阮士怡教授认为思虑过度伤及气阴，气虚则无以推动血液运行，阴虚则血脉失于濡养，久之则使痰浊瘀血胶固于脉壁，形成脉中癥积，发为冠心病。

中医学认为，心主血脉，气为血之帅，气行则血行。气是人体生命活动的动力，气与血两者互相依存，虽可分，实不可离，且在脉中运行周流不息。若心气不足，心阳虚衰则不能鼓动血脉，则运血无力，血行缓慢；阴血虚弱，则血脉失于濡养，络脉空虚失荣，脉络不通，久之则使痰浊瘀血胶固于脉壁，形成脉中癥积，导致心脉痹阻。故益气养阴中"益气"可调整机体的气机，促进血液的运行，将痹阻之脉疏通，改善冠脉循环，进而使心肌氧需平衡；养阴可以扶正、生津，津液得复，则心脉失养得以改善、心肌缺血得以补偿，缺氧得以纠正。具体而言，又分为养阴护脉、滋阴清热、补阴通阳。

一、养阴护脉

心的生理功能主要有二：其一，心主血脉。心气心阳推动血液在脉中运行至全身各处，发挥滋养和濡润脏腑和肢体的作用，心病则血脉鼓动失常，血行不畅，脉络瘀阻，发为冠心病。其二，心主神明。心藏神，神气内守以心阴的滋养为基础，心病则心神在内无心阴滋养、在外无心阳守护，君主失明，心神难安，则胸中惕惕而动，表现为心悸。

心系疾病的发生主要是心"主血脉"和"主神明"这两大生理功能发生紊乱而导致的。冠心病患者多由思虑过度，五志损伤而导致心阴暗耗、心阴不足，阴虚化热，内扰心神，发为心悸。在心悸的发生发展过程中，神的作用不容忽视。心主神明，藏神，若心失所养，神亦失所养。心之形质受损，必然会引起心神不宁之证。阮士怡教授认为，现代人生活压力大，日常应酬多，肥甘厚味，多思多虑，既易导致心之形质受损，心主神明的功能亦会受损。故治疗时，应从"形"和"神"两方面着手，以养阴护脉，宁心安神为原则，补心体，畅心用。

此处的"脉"，既指脉道，又指脉象。因心悸患者常可见到脉率和脉律的变化。如《伤寒论》中"脉按之来缓，而时一止复来者，名曰结。又脉来动而中止，更来小数，中有还者反动，名曰结阴也；脉来动而中止，不能自还，因而复动，名曰代阴也。"《医学纲目》中亦云："涩脉细而迟，往来难且散，或一止复来。"可知护脉当指调节脉率与脉律，使其恢复正常。同时，心律失常发生时心输出量会相应减少，血流速度减慢，从而影响心、脑、肾的灌注，血中的血小板更容易附壁。如果此时血管内皮已有损伤，就会形成动脉粥样硬化或附壁血栓。因此培补正气，维护血管内皮功能的正常也至关重要。在此，阮士怡教授从治未病的层面出发，在治疗冠心病，尤其是伴随心慌悸动等症的病人时，既考虑到冠心病本身发生的原因，去除本病病因，又要考虑兼证所致的后果，预防发生进一步传变。

养阴护脉需用补益之品，阮士怡教授选用制何首乌一药以补肝肾、益精血、乌须发，《本草纲目》记载"能养血益肝，固精益肾，健筋骨，乌髭发，为滋补良药，不寒不燥，功在地黄、天冬诸药之上。"现代研究已证实与功效相关的药理作用主要为：久服能延年不老，即延缓衰老；能入血分，消痰毒，即调节血脂；能止心痛，益血气，即抗心肌缺血；能调气血，肝风，即抗动脉粥样硬化；能专入肾，益精髓，即提高学习记忆；能补肝肾，入肝肾脾经，即增强免疫。

二、滋阴清热

中医认为，冠心病发生的根本原因是阴阳失调。就心神而言，心肾阴虚，虚火妄动，扰动心神。心肾阴亏不足以濡养心神、制约心阳，致心神失养；而虚火上炎又可扰乱心神，内伤阴液；两者均可使心神受扰。所以治疗的关键是滋阴，《证治准绳·杂病·神志门·悸》言："……则求其属以衰之，壮水之主以制阳光也。"阴阳调和，心阴得复，虚火自灭，养血复脉使心有所养，神有所归，心神安定，悸动自平。临床上主要针对冠心病中气阴两虚、阴虚火旺等证型的治疗。其中，心阴、心阳的病理状态与其相互的平衡关系被破坏在疾病的发生发展中显得尤为重要。一旦心的阴阳平衡被打破（主要原因是心阴亏损、心阳偏亢的问题），心阴亏损造成心阳独走于外，阴阳之气不相顺接，就会导致阴虚阳亢的病理状态。临床表现心悸、失眠、头晕、烦热盗汗等症状。就脉道而言，脉中瘕积日久，郁久化热，导致斑块破溃。现代研究也证实，心肌梗死的发生，往往与易损斑块相关，而斑块的易损性与局部的炎症相关，这与中医所说的热毒十分相似，故清热解毒法在冠心病的治疗中，占有重要地位。阮士怡教授认为，斑块易损虽与热毒相关，但究其根本与阴虚有着密切的关系，故以滋阴清热为要。总之，大多数患者以心肾阴虚为本，虚火热毒为标，本虚标实为其总的病机特点，采用滋阴药物与清热药物并重，在此基础上进行加减，临床每获佳效。

阮士怡教授临证常用麦冬清热益气养阴。麦冬可归心经，功能养心阴、清心热，并略具有除烦安神作用，适用于心阴虚有热之心烦、失眠多梦、健忘、心悸怔忡等症。《本草汇言》言："……主心气不足，惊悸怔忡，健忘恍惚，精神失守。"且有大量的药理学研究发现，麦冬能显著提高实验动物耐缺氧能力，增加冠脉血流，对心肌缺血有明显保护与改善作用，并能抗心律失常，改善心肌收缩力。

三、补阴通阳

张仲景在《伤寒论·辨太阳病脉证并治》中有关于"心动悸，脉结代"的记载，心律失常运用"益气滋阴，通阳复脉"法治疗，遵循心之阴阳两虚用补阴通阳法的原则，以炙甘草汤为主，配伍炙甘草、人参、大枣，以补脾气，益心气，资气血化生之源；麦冬、阿胶、麻仁养心血、充血脉，滋心阴；佐以生姜、桂枝辛行温通，通血脉、温心阳。诸药共用，温而不燥，使阴阳调和，气血充足，则脉结代、心动悸，皆得其平。现代中药药理学研究显示，炙甘草汤除了抗心律失常作用较为显著之外，还能起到正性肌力效果，使冠状动脉血液供应增加、心肌缺血状况得以改善，心肌缺氧耐受力显著提高。

阮士怡教授在长期临床过程中领悟到，炙甘草汤具有较好的改善心肌缺血作用，故以本方为基础方，增用滋阴药物以补阴，助血脉生化之源；加温阳药物以通阳，开心阳不振之痹，法阴阳互根互用理论，阴中求阳，达阴阳双补之效。

新生脉片由炙甘草汤去麻仁、生姜，加龟板、五味子、鸡血藤衍化而来。阮士怡教授应用鸡血藤佐桂枝以通阳活络。鸡血藤多用其"去瘀血，生新血"的功效，并称之为"血分之圣药"。其有补血活血、舒筋活络的功能，用于治疗月经不调、血虚萎黄、麻木瘫痪、风湿痹痛等症。现代药理研究表明其有改善造血系统、调节免疫、抗肿瘤、抗病毒、抗氧化、抗贫血、抗血栓以及对酪氨酸酶双向调节等多方面的药理活性。

第五节　利水强心通阳气

利水强心法，成形于 20 世纪 70 年代，当时心衰病大多由风心病、瓣膜病、肺心病发展而来，限于当时的医疗条件，没有介入手术等有效的治疗方法，心血管疾病易向心衰方向恶化，预后不良。故阮士怡教授提出了"利水强心法"治疗心衰病。随着时代的发展，风心病的发病率逐年下降，目前临床所见心衰病，大多是由严重的冠心病或心肌梗死发展而来。治疗上则应在"利水强心"的基础上，加用益肾健脾、软坚散结法，保护脉道，以期从根本上延缓心衰的发展进程。

心衰是各种心脏疾病发展到后期的共同转归，也是医疗界的一大难题。严重的冠心病，尤其是冠心病发生心梗后常常容易发展为心衰。王叔和在《脉经》中首提"心衰"之病名，但"心衰"之证多见于"怔忡""水肿""喘证""痰饮""血瘀"等。《内经》认为引起本病的病因病机比较复杂，时令异常、饮食不节、七情内伤、本经或他脏传变都可以导致本病的发生和发展。《素问·痹论》曰："心痹者，脉不通，烦则心下鼓，暴上气则喘。"《素问·逆调论》："若心气虚衰，可见喘息持续不已"，"夫不得卧则喘者，是水气之客也。"心衰的本质是心气心阳亏虚，温运无力，导致血瘀、水停，而痰、水、瘀等病理产物又进一步损及心气心阳，形成恶性循环。

心衰始于气虚，终于阳虚，气虚贯穿心衰发生发展的全过程。气虚日久，可发展为阳虚，临床症状除心气虚症状加重外，还应有"寒象"，即所谓"阳虚生内寒"，《伤寒明理论》载："气虚停饮，阳气内弱，心下空虚，正气内动而也。"所谓久虚必瘀，王清任云："元气既虚，必不能达于血管，血管无气，必停留而瘀。"由此可见心气虚弱则鼓动血脉运行无力，致血不利。《金匮要略》水气病篇曰："血不利则为水。"则说明了血液瘀滞、脉络不畅可导致水肿发生。唐容川在《血证论》中亦曰："瘀血化水，亦为水肿。"故本病为本虚标实之证，本虚为心、肺、脾、肾气虚，心、脾、肾阳虚，标实为瘀血、痰浊、水饮、气滞，标本俱病、虚实夹杂是心衰病的病理特点。

各种原因所致的心衰，在治疗上亦应有所侧重，如肺心病所致的心衰，病机为慢性心肺两损，气血两耗，心主血，肺主气，肺辅心而行血脉，肺气虚影响血液循环，血脉瘀阻而累及于心，心气不足，则血流不畅，气滞血瘀，故治疗上当侧重温阳利水，泻肺平喘；风心病所致的心衰，多以心肾阳虚及心肾气阴双损为本，心肾阳气极度衰微，阴寒内盛，虚阳浮越于表，冲气上逆，或气阴两虚，阴气损耗，阴不敛阳，最终发为阴阳俱虚，故在治疗上应侧重温补心肾、回阳通脉、气阴双补。而冠心病导致的心衰往往是因为脉道不畅或阻塞，导致血流不畅，血不濡心，心失所养，心气、心阳虚损，心阳虚则不能助肾阳，以致肾不治水，寒水泛滥，外溢肌肤；饮邪上凌心肺，肺失宣降，气机紊乱，于是气、血、水错杂为患，肿、喘、悸三症并见，最终导致心力衰竭，在治疗上，以解决脉道不畅、心失所养为根本，而水肿、喘息为标。因此以"益肾健脾，强心利水"法来治疗，处方常常从治心、治脉、治气、治血、治水这五个方面考虑。

一、治心

　　阮士怡教授认为心衰之喘息、水肿由"心"引起，必然要治心，治心即是治本。而对于冠心病心衰期，治心法主要分为强心和育心。所谓强心，字面理解即增强心脏功能，其意义与西医无异。是取西医之长，选中药药理具有强心，增加心肌收缩力的相关药物进行治疗。当心衰因感染、心脏负荷加重等原因加重时，单纯使用古人所用利水之品，往往不能直接快速地取得疗效，或者虽能短时取得疗效，但很快又会有所反复。因此阮士怡教授从中药药理角度入手，选择具有强心利水作用的中药，以期快速起效，辅助患者尽快解决心衰的症状。关于育心，前文已有较为详尽的论述，此处需要指出的是，育心法也同样适用于冠心病心衰期，症状较轻的患者，尤其适于使用豁痰通阳之法，以助心阳，除痰滞，减轻患者心悸而喘的症状。

二、治脉

　　各种原因导致的心衰，均存在心肌供血相对或绝对不足，脉道不通也是其重要原因，正如《素问·痹论》曰："心痹者，脉不通，烦则心下鼓，暴上气则喘。"可见脉道不通是心衰的一个重要原因，因此对于冠心病所致心衰，应当以通脉道为第一要务。只有脉道通畅，精微物质输送正常，心才能够得到足够的濡养，逐渐恢复心阳的正常生理功能，心阳鼓动有力方能够温煦肾水，使水不泛滥，水肿自消。而老年冠心病心衰期，是由冠心病已病期发展而来的，故其治脉之法仍沿用冠心病已病期的主要治法——益肾健脾，软坚散结，但值得注意的是软坚散结中药中有部分中药含盐量较高，故在应用时应当避免，因此阮士怡教授治疗冠心病心衰期，软坚散结之品往往仅使用鳖甲一味，防止海藻、昆布因含盐量较高，加重患者的水钠潴留，影响其治疗效果。

三、治气

心气虚是心衰发病的始动因素，心气虚，则心主血脉的生理功能出现严重障碍，从而导致气血瘀滞，脉道受阻，血留于脉外或滞于脉中，"血不利则为水"而成瘀水互结、痰浊不化。故治疗时宜通过治气、治血以达到治水的目的。张景岳曰："故治肿者，必先治水；治水者，必先治气，若气不能化，水道所以不通。"故治疗心衰应当重视心气虚的重要性，阮士怡教授常用补益心气的方法以助利水之功。

党参可以补中气而不燥，鼓清阳而不热，其药性平和，因此尤其适用于老年患者服用，阮士怡教授用其助心气之发动。黄芪是最为常用的补气药，各种疾病气虚之证均有应用。同时药理实验也表明黄芪具有强心、利尿的作用，是阮士怡教授治疗心衰的常用之品。

四、治血

从中医角度来讲，心衰与"水肿"密切相关，而关于水肿的治疗，早在内经就提出了"开鬼门（宣肺发汗，以开上窍）、洁净府（泄膀胱排尿，以利下窍）、去菀陈莝（疏通血脉中之陈腐淤积，使血流畅通）"的治疗大法。其中"去菀陈莝"法就是从"血"的角度治"水"。《素问·汤液醪醴论》提出的"去菀陈莝"法，其意大致是日久为陈，瘀积为菀，腐浊为莝。"去菀陈莝"应为散瘀通络、活血化瘀之意。对于冠心病患者来说，本就存在脉道不通，血流不畅的"血瘀"征象；其临床表现也往往兼见发绀、肝肿大、静脉压增高等瘀血情形；正是"血不利则为水"的现象。《金匮要略·水气病脉证治》中更是将"水气病"分为血分、水分的概念，所述血分一证，可见血瘀在冠心病中较为多见。因此在治疗心衰病时应当酌情使用活血之法，以消瘀血浊阴之壅塞。

在此类用药方面，丹参因其较强的活血能力和广泛的药理作用，已在临床广泛用于治疗心脑血管疾病，现代药理研究还证实丹参能够提高心肌的收缩力，减轻心衰症状。川芎为血中气药，其对冠心病的治疗作用前文已有论述，在冠心病心衰中的应用，除基于其对冠心病的治疗作用外，现代药理研究还证实其能增加心肌收缩力，并能减慢心率。故在冠心病心衰期，阮士怡教授往往会选择此二味药物，以活血同时助强心。

五、治水

同上文所述，《内经》中的"治水三法"对控制心衰有一定的意义。值得提出的是，"开鬼门"在冠心病所致心衰中的应用，其义不言发汗之法，而应作为宣通上窍以利下窍的目的。因汗为心之液，冠心病心衰患者发病时本就常见汗出的症状，甚至大汗淋漓，有损心气，若再以汗法利水则无异于雪上加霜。因此心衰患者的治水之法主要是通利下窍，即从小便利水。对于心衰的治疗，阮士怡教授所用治水之法，通常取通阳化气、健脾利水。因冠心病本就有胸阳不振的病机，故在使用利水法时也常常应考虑到通阳以助气化而行水利水。冠心病本就有脾失健运，痰浊停滞，故利水当辅以健脾之法。

在心衰病的治疗中，利水的作用显得尤为重要，阮士怡教授结合传统中药理论和现代药理研究，选用葶苈子、茯苓、猪苓为主要药物。葶苈子为下气行水定喘之品，专泻肺气，肺如水源，故能泻肺即能泻水。茯苓补脾利水助阳，兼有安神之功，于冠心病心衰患者而用之，正能利水而安神，以解其躁扰不宁之苦。猪苓功效与茯苓相似，其利水作用强，但没有茯苓补益之效，偏于泻水。阮士怡教授治疗冠心病心衰以此三药为利水常用药，各取其强，以期利水消肿之功效。

第三章 方药心得

第一节　求本制方

·用药力专，方勿过繁，防治并重

阮士怡教授临床处方主张"用药力专，方勿过繁"。古方中虽不乏配伍精当，疗效可靠的大处方，但目前的临床现状是患者往往多处就诊，在服用中药的同时还应用多种西药，故在治疗中应首先找到患者主证，解决主要问题，而不应胡子眉毛一把抓，简单的堆砌处方。既造成药物资源的浪费，又不易总结药效。故而阮教授临证方剂少则七八味药，多不过十六七味药，看似简单，但又往往有奇效。

·用药平和，既重古方精义，又兼顾临床经验与现代药理学的研究

阮士怡教授临床用方，既有经方化裁，如四物汤、炙甘草汤等；又有独创方剂的使用，如降脂软脉灵系列、新生脉片、补肾抗衰片等。

其化裁原则基本可分为三部分，一是辨证论治，确定主方；二是审症加减；三则结合现代中药药理学的研究结果，对症治疗。临床常用益肾药有寄生、枸杞、首乌、淫羊藿、巴戟天、锁阳等。健脾药常用人参（或党参）、白术、云苓、甘草；软坚散结药常用鳖甲、刘寄奴、马鞭草、三棱、莪术、丹参、夏枯草等，止痛药常用檀香、沉香、延胡索等。经现代药理学研究也证实甘草、秦艽具有肾上腺皮质激素类作用，人参、鹿茸、黄芪、蛇床子、淫羊藿等具有性激素类作用。

一、妙用化裁经典方

1.三子补肾养心汤

处方：枸杞子 9g，女贞子 12g，五味子 6g。

方解：五子衍宗丸起源于唐代，其雏形见于《悬解录》中的五子守仙丸，成方首见于《摄生众妙方》，方由五味子、枸杞子、菟丝子、覆盆子、车前子组成，其比例为1：4：4：2：1，制成丸药，被誉"种子第一方"，为补肾益精的代表方之一。阮士怡教授谨遵古方五子衍宗丸补肾益精之意，临证自创三子补肾养心汤，将枸杞子、女贞子、五味子三子配伍，用药比常为3：4：2。

五味子味酸，性温，《神农本草经》记载五味子"主益气，咳逆上气，劳伤羸瘦，补不足，强阴，益男子精"，补肾强心。枸杞子，味甘性平，具有补益肝肾、益精养血之功效，《本草纲目》谓其"久服坚筋骨，轻身不老，耐寒暑"。女贞子，甘、苦、凉，归肝、肾经，补益肝肾，明目，清虚热。《本草述》载："女贞实，固入血海益血，而和气以上荣……由肾主肺，并以淫精于上下，下独髭须为然也，即广嗣方中，多用之矣。"三子共奏补肾填精之功，肾精得养，通过滋补肾阴以达到养心之效，心火下降、肾水上升，则心肾相交，水火既济，阴阳冲和。

现代药理表明，五味子有扩血管、延缓衰老及降低血清胆固醇等作用，五味子乙素、五味子酚均具有抗氧化作用，能清除自由基、抑制过氧化脂质形成；枸杞子则可调节机体免疫功能，具有延缓衰老、抗脂肪肝、调节血脂和血糖、促进造血功能等方面的作用；女贞子具有保肝、调节免疫功能、降脂、强心、抗炎、抗衰老等作用。三者合用对老年性心脑血管疾病治疗具有积极意义。

2. 新生脉散

处方：天门冬9g，党参9g，五味子6g。

生脉散源于《医学启源》，主要由麦冬、人参、五味子构成，可益气养阴，敛汗生脉，全方一补（人参），一清（麦冬），一收（五味子），于是气回、津生。阮士怡教授以天冬易麦冬，党参易人参，而成新生脉散。

党参补气健脾兼能养血，较人参之性平，补益之力缓；天冬易麦冬，因天冬较麦冬滋阴补肾功效更强，新生脉散益气养阴、复脉之效增，更利于推动血运，以求"气能煦之"。新生脉散为阮教授所用之益心气、养心阴代表方。

3. 新丹参饮

处方：丹参 15g，砂仁 6g，沉香 3g。

丹参饮载于《时方歌括》卷下，为活血化瘀之常用方。方以丹参为主药，辅以檀香、砂仁，共奏活血化瘀、行气止痛之效，现仍常用于各种气滞血瘀所致之痛证。阮士怡教授常以沉香易檀香，化裁而成新丹参饮。

沉香，味辛、苦，性微温，行气止痛，《本草新编》："沉香，温肾而又通心，用黄连、肉桂以交心肾者，不若用沉香更为省事，一药而两用之也……调入于心肾补药中同服可也。"沉香气香行散，降而能升，具有行气温中降逆，暖肾纳气平喘的功效。与檀香相比，沉香之性更平而温和，不似檀香虽行气亦耗气，沉香行气且纳气，更适合气滞血瘀兼虚证者使用。故阮士怡教授临床以新丹参饮治疗年老之气滞血瘀者。

4. 新二仙汤

处方：淫羊藿 12g，巴戟天 12g。

二仙汤为近代温补肾阳名方，以仙茅、淫羊藿为核心，加当归、巴戟天、黄柏、知母，有温肾阳，补肾精之效。阮士怡教授常以淫羊藿配巴戟天入处方，仿二仙汤意，补益肾阳。

淫羊藿，味辛甘，性温，功能补肾壮阳，祛风除湿。《日华子本草》说它能"治一切冷风劳气，补腰膝，强心力"及"筋骨挛急，四肢不任，老人昏耄，中年健忘"。巴戟天，味甘、辛，归肝肾经，补肾阳、强筋骨，祛风湿。《本草新编》谓："夫命门火衰，则脾胃虚寒，即不能大进饮食，用附子、肉桂以温命门，未免过于太热，何如用巴戟天之甘温，补其火而又不烁其水为妙耶？曰：巴戟天正汤剂之妙药，温而不热，健脾开胃，既益元阳，复填阴水，真接续之利器，有近效而又有速功。"因仙茅补肾辛热性猛，故阮士怡教授以巴戟天易仙茅，温补肾阳而不致辛热性猛，可治肾阳虚之证。

据药理研究，淫羊藿具有降压、增强机体免疫力、降血糖、抗炎等多种作用；巴戟天亦有调节免疫、甲状腺功能，抗衰老、抗疲劳等作用，组方使用可起到抗衰老之效。

5. 新二至丸

处方：女贞子 15g，山萸肉 15g。

二至丸组方出自明·吴旻辑的《扶寿精方·诸虚门》，由女贞子、旱莲草二味中药 1∶1 组成。女贞子冬至之日采，旱莲草夏至之日受，两药配伍使用，有交通季节，顺应阴阳之妙用，可延年轻身。阮教授常以山萸肉易旱莲草，与女贞子相须为用，仿二至丸之意。

据《神农本草经》记载，女贞子"味苦平。主补中，安五藏，养精神，除百疾。久服肥健，轻身不老"；山萸肉"味酸平。主心下邪气，寒热，温中，逐寒湿痹，去三虫。久服轻身"。女贞子可滋养肝肾，强健筋骨；山萸肉既补肾阴又扶阳，能收敛耗散之心气，并能使三焦之气化得常。与原方相较，山萸肉有收敛、固涩之性，两者合用则补益与收涩兼具，达到平补肝肾，使精不外泄，阴平阳秘，精神乃治，达到延年益寿的目的。

阮士怡教授在临床上给老年患者处方中，常可见到新二至丸的身影，现代药理研究表明，女贞子具有清除氧自由基、调节免疫、减少脂质沉积等作用；山萸肉则有调节免疫、抗炎、降血糖、抗氧化等作用。两者合用则能达到延缓衰老的目的。

二、科学研究自拟方

1. 补肾抗衰片

补肾抗衰片是阮士怡教授遵循"益肾健脾，涤痰散结"法治疗动脉粥样硬化性疾病所研制的中药制剂，目前是天津中医药大学第一附属医院的院内制剂。由茯苓、川芎、陈皮、肉桂、党参、龟甲（醋制）、石菖蒲、丹参、杜仲（盐炒）、菟丝子、夏枯草、制何首乌、海藻、昆布、桑寄生组成。方中丹参活血通络，淫羊藿、龟板、何首乌、桑寄生、杜仲等补肝肾、益精髓，党参健脾益肾，砂仁、石菖蒲、茯苓祛痰开窍，夏枯草清热毒、抑肝阳。全方具有调和阴阳、扶正祛邪、益气轻身、填精补髓、强身健脑、益寿延年之效。用于治疗冠心病、高血压、脑动脉硬化、老年性痴呆、慢性支气管炎、颈椎关节病、糖尿病及前列腺肥大等多种中老年疾病。并在阮士怡教授的带领下进行了一系列临床及基础研究，对其抗衰老、抗 AS 等临床作用进行验证，从基础研究深入探讨补肾抗衰片的起效机制。

（1）临床研究

①延缓衰老的临床疗效观察：本项研究目的为观察补肾抗衰片延缓衰老、去病延年的作用，以自身前后对照的方式，观察患者治疗前后症状变化来反映药物的治疗作用。共纳入了 1980~1990 年于天津中医药大学第一附属医院门诊及住院部就诊，且辨为脾虚证、肾虚证、脾肾亏虚证的中老年患者共 646 例。患者年龄自老年前期 45 岁开始，最大年龄 86 岁，平均年龄 61.50±4.31 岁。男性 321 例，女性 325 例。纳入患者患有增龄性疾病，包括冠心病 396 例、高血压 205 例、脑动脉硬化 45 例。治疗均以动脉硬化所致的各种疾病为主要干预对象。其中合并心肌梗死者 31 例、心律失常者 102 例、高脂血症者 83 例、糖尿病者 45 例，其他包括风湿性关节炎、消化性溃疡等 58 例。646 例患者中，病程最长者 26 年，最短者 6 个月，平均病程为 7.68±3.42 年。

给患者服用具有益肾健脾，软坚散结功效的中药汤剂或片剂（补肾抗衰片由天津第一中药厂制）。汤剂和片剂主要药味相同，3 个月为一疗程。治疗期间，除用以上药物外，不使用其他任何有关药物。对患者在治疗期间相关症状进行评价、计分统计，在治疗前后比较积分进行比较，了解补肾抗衰组方延缓衰老、去病延年的作用情况。

研究发现，随着增龄，脾虚、肾虚、脾肾两虚证呈规律性分布，老年前期患者（年龄在 45~59 岁）多表现为脾虚；进入老年期患者（年龄在 60~69 岁）则以肾虚为主；高龄者（70 岁以上）则以脾肾两虚证为主，其中 70~79 岁占 52.63%，80 岁以上组脾肾两虚证占 74.71%。中医对人的生、长、壮、老、死规律有过精辟论述，《灵枢·天年》云："七十岁，脾气虚、皮肤枯……

九十岁，肾气焦，四脏经脉空虚。"这说明，随着年龄的增长，一般先见脾虚，后见肾虚。本研究表明，脾虚在先，肾虚在后，终致脾肾两虚。

患增龄性疾病病程长短与脾虚、肾虚、脾肾两虚三证之间的分布亦呈现一定的规律性。即病程短者多见脾虚，病程越长，则脾虚和脾肾两虚的出现率越高，验证了古人所谓"初病在脾，久病及肾"之说。

经3个月的治疗，脾虚、肾虚、脾肾亏虚患者临床症状积分均明显下降，能明显改善患者因增龄出现的脾、肾亏虚的相关症状。并在一定程度上控制高血压患者的血压，尤其可以降低患者的收缩压。

改善老年患者微循环：本研究通过观察患者双手甲皱、双眼球结膜微血管的颜色、清晰度等形态学指标，管径、血流态，反映补肾抗衰组方对老年患者微循环的影响。研究纳入了确诊为冠心病、动脉硬化的老年病患者，男性127例，女性89例，年龄为45~85岁，以50~60岁居多。认为补肾抗衰组方在改善老年病患者甲皱及球结膜微循环障碍缓解主要表现为三方面：一为形态学，包括甲皱毛细血管祥畸形总数减少，球结膜微循环异常率降低，出血、汗腺导管、乳头静脉丛较治疗前明显减少，球结膜伴行比例较治疗前明显缓解；二为管径及数目，表现为甲皱毛细血管管径及甲皱毛细血管管祥数目于治疗后明显增加，球结膜动脉与静脉伴行比例明显好转，动脉增宽，球结膜网交点数目较治疗前增加；三为血流态，无论甲皱还是球结膜毛细血管网血流较前明显恢复，聚集团块流明显减少。

对血栓素、前列环素及性腺素的影响：研究646例中老年患者中的33例治疗前后血栓素B2（TXB_2）和6-酮前列环素F_{12}（6-Keto-PGF_{12}）的水平，并对结果进行比对。发现患者TXB_2在治疗后明显降低，6-Keto-PGF_{12}水平升高，认为补肾抗衰组方具有调节血栓素（TXA_2）与前列环素（PGF_{12}）之间关系。TXB_2值明显下降，表明该法具有对抗血管收缩，抗血小板聚集的功能。能够抗血小板凝聚，起到防止血栓形成的作用。6-Keto-PGF_{12}值明显上升表明该法具有缓解血管收缩的作用。另对646例患者中100例患者的性腺素水平进行了观察。发现补肾抗衰组方可使老年女性患者雌二醇（E_2）升高，尿促卵泡素（FSH）下降；老年男性患者睾酮（T）明显升高，黄体生成素（LH）明显下降。考虑补肾抗衰组方能通过调节衰老患者的性腺－垂体功能，起到延缓衰老的作用。

对脂质过氧化的影响：对其中41例患者进行了部分老化指标——血液中丙二醛（MDA）、过氧化脂质（LPO）、超氧化物歧化酶（SOD）、载脂蛋白A（ApoA），载脂蛋白B（ApoB）的观察。结果发现经过治疗，患者血中MDA含量显著降低，而SOD含量显著提高，具有抗动脉粥样硬化作用。亦发现经过治疗，患者血中ApoA含量显著降低，而ApoA/ApoB明显提高，说明本方药有良好的调节机体脂质代谢的作用。

②不稳定型心绞痛的临床疗效评价：本研究纳入符合冠心病诊断（冠脉造影或双源CT显示至少一支主要冠状动脉或其主要分支的内径狭窄＞50%。）患者，筛选其中症状符合以下三类的心绞痛患者：静息性心绞痛，心绞痛发作在休息时，并且持续时间通常在20分钟以上；初发心绞痛，1个月内新发心绞痛，可表现为自发发作与劳力性发作并存，疼痛分级在Ⅲ级以上；恶化劳力型心绞痛，既往心绞痛病史，近1个月内心绞痛恶化加重，发作次数频繁、时间延长或痛阈下降（心绞痛分级至少增加1级，或至少达到Ⅲ级）。中医诊断符合肾气不足证（胸痛胸闷，心悸气短，神疲乏力，头晕耳鸣，腰膝酸软，舌淡，苔白或白腻，脉沉细。具有胸痛、胸闷主症之一，其他症状具有两项及以上，并有舌脉支持者，即可诊断）。共纳入患者60例，采用随机数字表法分为对照组及治疗组。两组均予低盐低脂饮食，合并糖尿病患者予以医学营养学治疗并控制血糖，高血压病患者控制血压；对照组予冠心病西药基础治疗，即根据病情选用阿司匹林、他汀类、硝酸甘油制剂、β受体阻滞剂等药物，治疗组在西医常规治疗基础上分别口服补肾抗衰片，8片/日，日2次。两组疗程均为28天。

通过观测患者治疗前后的中医证候积分、急性冠脉综合征风险分层评估分数、西雅图心绞痛量表积分，比较两种治疗方案的疗效。并通过检测血清INF-γ、IL-2、肿瘤坏死因子-α（TNF-α）、IL-4等血清学指标来探讨补肾抗衰组方的起效机制。

研究结果表明治疗组患者的心绞痛发作情况改善作用要优于对照组，扩冠类药物减停率亦高于对照组，认为补肾抗衰组方在与冠心病治疗药物同用时，能改善患者临床症状，减轻患者服药负担。在血清指标方面，两组患者血清炎症因子水平，治疗后血清促炎因子 INF-γ、IL-2、TNF-α 水平较治疗前均下降。与对照组治疗后比较，治疗组的 INF-γ、IL-2 水平明显低于对照组。此结果表明西药联合补肾抗衰片治疗 UAP 具有良好的疗效，能抑制血清炎症标志物表达的水平，具有抑制 AS 患者血清炎症反应的作用。

（2）基础研究

①延缓衰老的实验研究：根据衰老发生在于"脾肾虚衰，痰浊停滞"的机制，采用自然衰老的动物模型，进行了"益肾健脾，涤痰散结"方药——补肾抗衰片延缓衰老的实验研究。

研究将 200 只 5 月龄健康 Wistar 系大鼠（雌雄各半）分为中药复方组、中药单药组、VitE 组和对照组。将上述四组大鼠连续喂养至 13~18 个月龄，取血检测生化指标，处死并剥离主动脉，取心肌、脑组织进行形态学观察和组织化学测定。

就生存率而言，研究期间各组动物的健康状况基本良好，部分动物死于因换季、气候剧变或饮食不洁而引起的呼吸系统或消化系统炎症。实验结束时（18 月龄），各组动物均有程度不同的衰老外征出现，如行动迟缓、毛发稀疏发黄及无光泽、尾部皮肤有色素沉着斑点等，以对照组为显著。中药复方组雄性大鼠生存率远高于单药组、VitE 组和对照组。说明益肾健脾，涤痰散结方药在一定程度上延长了自然衰老大鼠，尤其是雄性大鼠的寿命。

从实验室指标看，中药复方组、中药单药组及 VitE 组心肌脂肪酶（Lipase，LIP）含量均明显低于对照组；中药复方组 MDA、SOD 含量明显低于对照组，中药单方组及 VitE 组 MDA、SOD 含量稍低于对照组；VitE 组红细胞膜 Na^+-K^+-ATPase 活性最高，其次是中药复方组和中药单药组。中药复方组及单药组血浆 6-Keto-PGF_{12} 的含量及 6-Keto-PGF_{12}/TXB_2 均明显高于对照组，而血浆 TXB_2 的含量则明显低于对照组；中药复方组和 VitE 组 MAO-B 活性均明显低于对照组。

就形态学观察方面而言，光镜下主动脉的病理形态学观察显示，对照组主动脉内皮细胞肿胀，内膜明显增厚，中膜 SMC 明显减少，弹力纤维增粗、紊乱，甚至断裂，胶原纤维增生明显，主动脉管壁有附壁血栓形成；中药复方组主动脉内膜较薄，中膜 SMC 较多，弹力纤维排列整齐，胶原纤维轻度增生；VitE 组内膜较薄，弹力纤维排列基本整齐，胶原纤维轻度增生。电镜下主动脉及心肌超微结构观察显示，对照组内皮细胞挛缩、崩解而使内皮下层或内弹力板直接暴露于管腔，内皮下层较厚，粗大的胶原纤维增生明显，内弹力板断裂，中膜胶原纤维增生，心肌纤维之间可见大量脂褐素沉积；中药复方组内皮细胞完整，边界清晰，内皮下层及中膜有纤细的胶原纤维增生，内弹力板发达，心肌细胞中线粒体丰富，部分表现为脊疏松或断裂，未见脂褐素沉积。VitE 组内皮细胞基本完整，界限清晰，胞浆部分区域呈絮状变化，内皮下层纤维状结构丰富，中膜胶原纤维增生明显。

以上结果均提示补肾抗衰片具有减轻氧化应激、抗血栓形成等作用，并对生物膜结构的完整性及细胞能量代谢的正常进行起保护作用，能从多个角度抗 AS，从而进一步延缓机体的衰老进程。

②对实验性动脉粥样硬化家兔氧化应激的影响：普通级雄性日本大耳白兔 56 只，随机分成正常组 8 只、实验组 48 只，实验组予高脂饮食。实验组予高脂饲料 1 周后，耳缘静脉一次性注射胎牛血清 250mg/（mL·kg），形成异体血清致免疫炎症损伤。在免疫损伤 1 周后进行球囊拉伤内皮损伤术。第 8 周时，实验组随机分为模型组、模型＋辛伐他汀组、模型＋补肾抗衰片组。对家兔的血清指标及主动脉形态进行观察。

血清学指标提示，与正常组比较，模型组 cGMP 水平在给药前、给药后 8、12、16 周均明显降低，在补肾抗衰片干预 8 周后，cGMP 水平逐渐升高；与同期模型组比较，补肾抗衰片组、辛伐他汀组 8、12 和 16 周时，碳氧血红蛋白水平显著降低。

从基因表达层面，正常组家兔主动脉 HO-1 mRNA 基因仅有少量表达，模型组 HO-1 mRNA 表达增加，经补肾抗衰片干预后 HO-1 mRNA 表达明显升高，辛伐他汀也存在类似于补肾抗衰片的抗氧化效应；但家兔动脉粥样硬化病变后，PPARα mRNA 水平升高，而经补肾抗衰片与辛伐他汀片干预后，均有下降的趋势。

从病理形态学角度分析，正常组主动脉内皮细胞完整，单层紧贴内弹力板，中层平滑肌细胞排列整齐，呈长椭圆形。模型组主动脉见典型粥样斑块形成，斑块表面有纤维组织覆盖，形成典型的纤维帽，且纤维帽较薄；内膜明显增厚，内皮部分脱落、不完整，内皮下见脂质浸润，脂核面积大，大量泡沫细胞及炎性细胞浸润，中膜平滑肌增殖并迁移于内膜，弹力板不连续，弹力纤维断裂溶解，有大量胶原纤维生成。辛伐他汀片组内膜增厚，有少量泡沫细胞形成，内皮完整，中膜平滑肌增殖，部分向内膜移行，弹力板尚完整。补肾抗衰片组内膜增厚，可见若干泡沫细胞，内皮完整，中膜平滑肌增殖，排列尚规则。

以上结果提示中药复方制剂补肾抗衰片和辛伐他汀均可提高机体的抗氧化能力，延缓 AS 发生发展。此研究表明中药复方制剂补肾抗衰片通过激活 HO-1/CO-cGMP 路径中的关键因子的表达抗氧化应激，也是其抗 AS 的机制之一。

③对体外培养血管平滑肌细胞的影响：主动脉平滑肌细胞（SMC）是中膜唯一的细胞类型，随年龄增长，它所表现出的变性增殖，是动脉血管老化和硬化的主要病理基础。鉴于此，对家兔主动脉 SMC 进行体外培养，并观察了补肾抗衰片组方对其生理和病理培养条件下的影响。

研究对正常兔 SMC 及 AS 兔 SMC 进行观察，发现在电镜下正常 SMC 核呈规整卵圆形，胞质内有丰富的与细胞长轴平行的肌丝及与之相连的致密体、致密斑等 SMC 的生物学特有结构，提示 SMC 呈收缩表型；动脉粥样硬化兔 SMC 核呈不规则圆形，肌丝数量少，排列紊乱，卵圆形、体积不等的脂滴含量较多，致密斑、致密体不易检出，细胞器丰富，并有泡沫样变。

补肾抗衰片组方对正常兔 SMC 的影响包括如下方面：本法方药与 VitE 作用相似，可以明显促进 SMC 的 DNA 合成，提高 SMC 再生率，显著降低 SMC 内 LPO 含量，明显提高 SOD 活性，说明补肾抗衰片有清除自由基，抗脂质过氧化作用。透射电镜下，空白对照组细胞呈梭形，肌丝、致密斑、致密体结构清晰，异染色质浓聚；中药组细胞中线粒体丰富，粗面内质网较发达，肌丝弥散分布，排列稀疏，提示 SMC 代谢旺盛；VitE 组细胞中线粒体含量较多，粗面内质网呈小泡状，肌丝排列稀疏而不规则，比中药组含量少。说明本法方药和 VitE 都可以促进平滑肌细胞的新陈代谢，而且在保护其超微结构上，本法方药明显优于 VitE。

补肾抗衰片组方对 AS 兔斑块区 SMC 的影响包括加下方面。本方药与 VitE 一样能够显著抑制 SMC 的 DNA 合成，抑制其变性增殖。本方药与 VitE 作用相似，可以显著降低动脉粥样硬化兔 SMC 内 LPO 含量，明显提高其 SOD 活性。电镜下，空白对照组细胞核为不规则圆形核，表明有较多内陷，胞质内含有大量类脂泡，肌丝、致密斑、致密体不易检出，泡沫样变较重；中药组细胞核为椭圆形，核表面比较规整，胞质内粗面内质网丰富，网池内充满电子致密物质，胞内有较多的肌丝和与之相连的致密斑，未见到类脂泡；VitE 组细胞核为不规则卵圆形，核表面有轻度曲折，胞质内有少量肌丝出现，致密斑、致密体不明显，质膜下含有吞饮泡，可偶尔见到类脂泡。说明本法方药与 VitE 作用相似，可以明显改善动脉粥样硬化兔 SMC 超微结构变化，促进细胞代谢，减少脂滴沉积，减轻其泡沫样变性，而且本法方药明显优于 VitE。

2. 降脂软脉系列

降脂软脉系列方是以益肾健脾、涤痰散结为法制成的中药复方，针对冠心病的类型和合并症，结合中医辨证分型应用。降脂软脉 I 号由人参、茯苓、砂仁、桑寄生、炙淫羊藿、丹参、海藻、昆布、泽泻、鸡血藤、牡蛎、夏枯草组成，用于治疗慢性冠心病、心绞痛；降脂软脉 II 号由天麻、泽泻、桑寄生、丹参、砂仁、炙淫羊藿、海藻、昆布、夏枯草、牡蛎、灵芝、川芎组成，用于治疗冠心病合并高血压；降脂软脉Ⅲ号由人参、豆蔻、丹参、苦参、五加皮、桑寄生、山萸肉（酒蒸）、厚朴、夏枯草、海藻、昆布、牡蛎、龙骨、车前草组成，用于治疗冠心病合并有心律失常或各种原因造成的心律失常；降脂软脉Ⅳ号由丹参、降香、沉香、延胡索（醋制）、茯苓、川芎、夏枯草、海藻、昆布、桑寄生、白芷、三七、冰片组成，用于治疗冠心病心绞痛较重者。此4种中成药均作为天津中医药大学第一附属医院的院内制剂，在临床沿用至今，疗效显著。阮士怡教授及学生对降脂软脉灵系列方进行了一系列临床及实验研究，验证了其临床有效性及对其起效机制进行初步探索，对其安全性进行验证。

（1）临床研究

①对冠心病临床疗效观察：本研究纳入265例冠心病患者，患者中合并高血压者151例，合并陈旧性心肌梗死者37例，合并各种心律失常者50例，合并糖尿病、脑动脉硬化、气管炎、肾动脉硬化等内科疾病者45例。平均每个病人至少有一种合并症，符合老年病合病多的特点，也说明动脉硬化在内科疾病中占有重要位置。

使用降脂软脉灵系列方药干预，干预方案如下：气阴两虚证用降脂软脉Ⅰ号，若气阴两虚合并心律不齐者，选用降脂软脉Ⅲ号；阴虚阳亢证用降脂软脉Ⅱ号；气滞血瘀证用降脂软脉Ⅳ号。以服药2个月为一疗程，分别观察患者治疗前后的临床证候改善情况、血压变化情况、心电图改善情况及血液流变、心脏功能、甲皱微循环情况等。

研究显示降软脉灵系列能明显改善患者的心绞痛（伴后背痛）症状，同时能改善伴随的心悸、胸闷、憋气等冠心病相关症状，并在一定程度上改善患者的心电图。对伴有高血压的冠心病患者具有控制血压的作用。

②对冠心病患者血液流变学及血小板功能的影响：本研究观察200例冠心病患者治疗前后的血液流变学及血小板功能的变化，其结果显示冠心病患者在益肾健脾、涤痰散结法治疗前，存在全血黏度、血浆黏度增高，红细胞压积上升，红细胞电泳时间延长，纤维蛋白原含量上升的高黏滞血症状态。

在这种状态下，服用降脂软脉灵片后可明显降低全血黏度、血浆黏度，同时改善红细胞压积、红细胞电泳时间、纤维蛋白原含量，进而改善了患者的高黏滞血症，对改善心肌供血和供氧起到重要作用。冠心病患者有血小板电泳时间减慢，血小板聚集能力上升的趋势，经用降脂软脉灵片治疗后可明显血小板电泳加快，降低血小板聚集能力，这对防治血栓形成，改善冠心病患者的病理状态有着重要意义。

③冠心病脂代谢的影响：本研究发现降脂软脉灵片不但可以降低冠心病患者的血清 CHO，同时还能提高 HDL–C 的含量。HDL–C 参与 CHO 由组织细胞运出的过程，可能是冠心病发病的危险因素。结果也表明，冠心病患者在 CHO 上升的同时，HDL–C 也下降，HDL–C/CHO 比值下降，血清中 HDL–C 浓度降低会增加组织 CHO 蓄积，增加冠心病风险。所以 HDL–C 无疑是抗动脉粥样硬化的"保护性"脂蛋白。近年来，不少学者提出治疗冠心病时不应仅降低血脂水平，更应注意适度提高 HDL 的含量。

此正与阮士怡教授所倡导的保护正气想法不谋而合。益肾健脾，涤痰散结法在降低血清 CHO 的同时，有明显提高 HDL–C 的作用。

④对冠心病患者心功能的影响：使用益肾健脾，涤痰散结法对冠心病患者治疗 3 个月及以上，复查二维超声心动图。在心脏结构方面发现患者的主动脉内径、左室舒张末期内径、左室收缩末期内径均较前下降，舒张末期与收缩末期内径差上升。心功能方面，心脏每搏输出量平均增加 9.38mL，达到 70.45mL，射血分数平均增加 8.76%，达到 54.35%；心输出量平均增加 0.69L，达到 4.78L/min。心脏指数和左室周边缩短率也有明显提高。以上结果表明冠心病患者均存在主动脉内径增宽和运动幅度降低，说明主动脉管壁的顺应性下降。同时，由于心肌供血不足，左心室的顺应性亦有降低，表现为左心室舒张末期内径扩大而收缩末期内径与舒张末期内径差减少，导致心搏血量、射血分数和心排血量等指标下降，与正常对照组比较有明显差别。分析冠心病患者心功能降低的主要原因，多是由于心肌缺血或梗死，导致左心收缩无力；或由于心肌缺血缺氧，导致心肌细胞变性而退化，心肌的顺应性降低，

收缩无力而致心功能下降。

⑤对冠心病甲皱及球结膜微循环的影响：对 35 例冠心病患者使用降脂软脉灵系列方前后的甲皱微循环进行观察，总观察甲皱微循环条数为 6440 条，采用该法治疗后微循环障碍明显缓解。治疗后甲皱微循环各种畸形管袢总畸形率由 79%~90% 下降到 56%，甲皱毛细血管袢增宽，甲皱毛细血管异常血流（淤积、渗出、出血）由团块聚集流改变为粒流、粒缓流，得到改善；双眼球结膜清晰度、颜色、异型管袢（僵直、动脉纤细、动静脉伴行减少，走行异常、迂曲、血管粗细不均，瘤样膨出，出血渗出等），治疗前后均有不同程度差异；球结膜血流态减慢，异常血流在治疗后减少，两交点计数增加。以上表明益肾健脾，涤痰散结法在预防和治疗动脉粥样硬化上的作用在于改善血流状态，特别是对血小板功能的调节，维护血管内皮细胞的完整性，以及扩张微血管口径方面。因此，在各脏器尤其是心血管的灌注就会增加，有利于改善缺血。各脏器局部血流量增多，有助于微循环障碍缓解，同时组织间的酸性代谢产物随之下降，内皮细胞恢复完整，血浆内的脂代谢紊乱也得到调整。

（2）基础研究

①对家兔动脉粥样硬化的病理形态的影响：对高脂喂养的家兔使用药物降脂软脉灵干预，测量主动脉内膜面的粥样硬化斑块形成的面积和厚度。降脂软脉灵药组与高脂组相比较，无论是主动脉斑块厚度，还是斑块面积绝对值或斑块面积占主动脉总面积的百分数都明显降低。高脂组冠状动脉及分支动脉壁增厚，有脂质沉积及纤维组织增生、管壁狭窄，降脂软脉灵药组冠状动脉阻塞程度明显低于高脂对照组，证明降脂软脉灵对冠状动脉壁硬化增生同样有防治作用。

通过镜下进一步观察发现，高脂组主动脉内皮细胞增生肿胀，部分坏死脱落，有少许新生内皮细胞修复，泡沫细胞出现并浸润平滑肌细胞，纤维细胞及胶原、弹力纤维不断增生，致使层次紊乱及动脉壁增厚，并可见弹力纤维断裂及排列紊乱。降脂软脉灵组的病变程度均减轻，表明降脂软脉灵在防治动脉硬化上有明显作用。

②对老年大鼠抗衰老的研究：使用降脂软脉组方对 15 月龄的大鼠进行干预，并与 VitE 进行对比研究。发现降脂软脉灵可延缓主动脉内膜、中膜增厚。降低内膜 / 中膜比值，提高平滑肌细胞的数量，抑制胶原纤维化，从而起到延缓衰老的作用。降脂软脉灵片可降低组织中羟脯氨酸的含量，打开或抑制组织中高联的胶原纤维，从而使组织内含量下降，血清内含量上升，在形态学上表现为主动脉纤维化的减少。

③急性毒理实验研究：以小鼠为研究对象，对降脂软脉灵急性毒理进行研究。经 10 天喂养，正常饮水组与降脂软脉灵组均未见有异常和中毒症状。同时对降脂软脉灵组小鼠肝脏吸附中性红能力进行研究，降脂软脉灵组与正常饮水组相比，肝脏吸附能力较低，在一定程度上表明降脂软脉灵不但无毒性，而且对肝脏似有解毒作用。

3. 活血保心丸

阮士怡教授在复方 651 丸基础上研制了益气养阴代表方——活血保心丸，现为天津中医药大学第一附属医院院内制剂。基于活血保心丸组方，形成了《中华人民共和国药典》品种——通脉养心丸。活血保心丸由炙甘草、鸡血藤、桂枝、阿胶、地黄、党参、五味子（酒蒸）、大枣、麦冬、醋鳖甲组成，方中以甘草、地黄为君药，益气养阴，针对本病主证而设；党参、麦冬、五味子、制何首乌为臣药，辅助君药益气滋阴；龟甲、鸡血藤、阿胶为佐药，通脉止痛，滋养阴血；大枣、桂枝为使药，温通经脉，调和诸药。诸药合用，补而不腻，温而不燥，养血不滞，补气不壅，标本兼顾，具有养心补血、通脉止痛的作用，用于治疗心悸气短、心脏衰弱、心绞痛阴阳两虚之证。阮士怡教授及学生对活血保心丸进行了一系列的临床及实验研究，验证了其临床有效性和安全性，并初步探索起效机制。

（1）治疗冠心病的临床疗效观察

研究纳入 268 例冠心病患者，其治疗心绞痛的总有效率为 91.4%，其起效时间多在 2~4 周，且能在一定程度上减少患者硝酸之类药物的服用至停药；

并对心悸、气短、胸闷、背痛、头晕等冠心病伴随症状具有一定的改善作用，且能在一定程度上改善患者心电图。

在临床中，发现个别患者服用活血保心丸后有口干、便秘等"热"象，通过减量给药或同时增加滋阴药即可缓解。

（2）基础研究

①对大鼠耐缺氧能力的影响：对服用活血保心丸的大鼠进行耐缺氧能力和减压缺氧条件下耐力进行研究。研究结果发现，实验组与对照组相比，存活时间延长75.1%。说明活血保心丸能明显提高小白鼠在常压缺氧环境下的耐受力。在减压缺氧条件下，10分钟后实验组动物平均生存时间比对照组延长较多，而且每次实验组都有存活动物，对照组却无。这说明活血保心丸可以明显提高小白鼠对缺氧的耐受能力。

对小白鼠进行常压缺氧耐力实验方法。实验结果说明，活血保心丸无论在常压或减压缺氧情况下都有提高小白鼠耐受缺氧的能力，并能显著延长小白鼠生存时间，提高其存活率。

②对睡眠时间的影响：研究发现预先口服活血保心丸的小白鼠在给予戊巴比妥钠后，睡眠潜伏时间短，入睡较快。睡眠时间比对照组显著延长，说明活血保心丸有协同戊巴比妥钠的作用。实验结果与临床上部分冠心病患者服用活血保心丸后睡眠较好相一致。

③对缺氧诱导心肌细胞损伤炎症因子及氧化应激的影响：研究使用通脉养心丸干预缺氧心肌细胞，取细胞培养上清液，用ELISA法测定SOD、MDA、GSH、IL-6、IL-1β的浓度。研究结果发现缺氧损伤组细胞上清液中SOD含量明显降低，MDA含量明显升高；通脉养心丸各剂量组能够不同程度提高SOD和GSH活性、降低MDA含量。缺氧损伤组细胞上清液中IL-1β及IL-6浓度升高；通脉养心丸4g/kg剂量组含药血清能降低细胞上清液中IL-6及IL-1β浓度。氧化应激和炎症反应贯穿于心肌缺血发生发展的全过程。缺氧条件下，细胞内自由基的产生和清除系统平衡遭到破坏，通脉养心丸可能通过抗炎、抗氧化发挥心肌保护作用。

4. 新生脉片

阮士怡教授在软坚散结法的基础上，以软坚涤痰强心为治疗法则治疗心力衰竭，研制了新生脉片。新生脉片为天津中医药大学第一附属医院院内制剂，由党参、麦冬、五加皮、泽泻、猪苓、三棱、莪术、鳖甲（醋制）、夏枯草、丹参、浙贝母、豆蔻组成。以生脉散为基础，党参、麦冬、丹参益气养血，滋阴生精；配北五加皮，祛邪胜湿强心；夏枯草、昆布、海藻、炙鳖甲软坚散结涤痰；杏仁、紫菀更增其涤痰之效；泽泻、猪苓利水消肿，宁心安神。具有益气复脉，软坚散结，利水之效，用于治疗慢性心衰或老年性心功能不全。

（1）治疗慢性充血性心力衰竭的临床研究

研究治疗组纳入 134 例充血性心力衰竭患者，其中住院患者 46 例，门诊患者 88 例。其中，脾肾阳虚证 47 例，心气虚损证 64 例，痰湿壅盛证 23 例。治疗前细数无力脉 81 例，细涩脉 12 例，结代脉 17 例，弦细脉 24 例。舌质暗红有瘀斑者 86 例，舌质紫暗者 24 例，舌质有齿痕者 24 例。治疗组患者服用新生脉散汤剂或片剂，两者组成相同。

对照组纳入 42 例慢性心力衰竭患者，其中 13 例为住院患者，29 例为门诊患者。以地高辛片治疗，每日 0.25g，每日一次。

在治疗前后对患者的临床症状、体征、心功能分级的变化情况进行对比。同时测定患者各切变率下的全血黏度值、红细胞电泳时间、血小板聚集变化；应用超声心动图仪测定患者的左室每搏输出量、每分输出量、心脏指数、射血分数等，并进行治疗前后的对比及洋地黄制剂的停减情况的观察。

结果发现治疗组总有效率达 96.9%，高于对照组的 83.3%。新生脉片能有效改善慢性充血性心力衰竭患者临床症状如心悸、憋气、呼吸困难、乏力、气短等。本方案对心气虚损、血脉瘀滞与痰湿壅盛、心脉痹阻型疗效较好，并对患者舌质、脉象有一定改善作用。在改善心衰患者临床体征方面，治疗组与对照组患者均对心衰患者的心率有减慢作用；而新生脉片在减轻患者的水肿、肝脏肿大方面效果更佳。

且实验组无毒副作用发现。对照组 2 例因出现 II 度房室传导阻滞、1 例因出现恶心呕吐而停药。因此认为新生脉片临床不良反应少，适应性良好。

从实验室检查角度来看，治疗组患者治疗后血液流变状态均有改善，全血黏度有下降趋势，血小板聚集率和红细胞电泳时间均较治疗前有一定的改善。

新生脉片同时能改善患者的心功能，增加患者的射血分数，提高每搏输出量及每分输出量，作用效果与地高辛片作用相当。

新生脉片治疗慢性充血性心力衰竭，多联用洋地黄类药物。洋地黄类药物若使用不当，则其中毒反应的发生率可达 25%~35%，严重毒性反应可危及生命；伴心脏传导阻滞时，限制洋地黄类药物的临床应用。在保证疗效的情况下，新生脉片的使用大大增加洋地黄的停减率，使得用药更安全。

（2）实验研究

①对家兔血流动力学作用的实验研究：对新生脉片干预家兔在体心脏血流动力学作用进行研究，发现新生脉片溶液可降低家兔的心率，使 LVSP 和 MAP 在给药后立即上升，5 分钟后下降至正常水平，随观察时间延长至 15 分钟，呈现轻度升高趋势；在一定程度上增强心肌收缩力的作用，但增强心肌收缩力作用在给药后 15 分钟逐渐消失，并呈现负性肌力作用，表明新生脉片注射液对家兔的心肌收缩功能有正负两种调节作用；能轻度改善心室舒张功能；并对降低心肌耗氧量有显著而持久的作用。因此，新生脉片对心脏的收缩和舒张功能均有一定的增强调节作用，具有显著减慢心率和一定程度改善心脏前后负荷的作用，在降低心肌耗氧量和保护受损心肌方面具有积极的治疗作用。实验中未发现对心脏的不良反应，表明该药为治疗心力衰竭的一种较好制剂。

②对小鼠急性毒理实验研究：研究结果表明在生药 124.8g/kg 剂量下（相当于人体用量的 50 倍），未见动物死亡。当灌服 2 次生药 249.6g/kg 时，10 只小鼠中有 2 只死亡。其半数致死剂量未测出。提示在正常剂量下，其安全性可靠。

第二节 以法遣药

·药分阴阳——阴平阳秘则"轻身延年"

临床上，阮士怡教授以为辨证首辨阴阳，以阴阳为总纲拟定治则，再选方用药。阮士怡教授致力于老年性疾病及心血管疾病的研究，在治疗老年性疾病时，用药首求阴阳平和，再结合《本经》对各药的描述，其上、中之品，以求"有养命以应天，久服不伤人""主养性以应人"之特性，在达到疗效的同时亦求延年益寿。

·遵古创新——根据现代研究用药

阮士怡教授在大学时期受系统现代医学教育，亦在学习中医之时对中药药理十分着迷。故临床用药时，在总结名医经验的基础上，大胆创新，结合现代人发病特点，重视药物的现代药理作用，加减用药。并强调现代人生活环境较之古人已经发生重大变化，不可再生硬套用古方，而应学习古方中体现的组方原理和智慧。故阮士怡教授遣方用药，自成一派。

一、据理遣用单味药

杜仲

【性味归经】味甘，性温，归肝、肾经。

【功效主治】补肝肾、强筋骨，属上品。温补肾阳之常用药，其性"虽温而不助火"（《辨药指南》），补肾阳而无助火之弊。且能"润肝燥，补肝经风虚"（《汤液本草》），可疗内动之肝风。《神农本草经》将其列为上品，有"久服轻身耐老"之特性。

【现代药理研究】杜仲具有清除体内代谢废物，加强人体细胞物质代谢，防止肌肉骨骼老化，平衡人体血压，分解体内胆固醇，降低体内脂肪，恢复血管弹性，兴奋中枢神经，提高白细胞数量、增强人体免疫力等功效。

【应用心得】阮士怡教授用之，除取其补肾阳之功外，兼取其"养命以应天年"之功，以延缓衰老，从根本上养疗增龄性疾病；加之能"润肝燥"，平肝风，调血压，故肾阳不足之老年冠心病伴有高血压者常用之。

【常用量】15~20g。

肉苁蓉

【性味归经】味甘、咸，性温，归肾、大肠经。

【功效主治】为平补之剂，可"养命门，滋肾气，补精血"（《本草汇言》），且如其名"从容"，有"温而不热，补而不峻，暖而不燥，滑而不泄"（《本草汇言》）之特性。又言肉苁蓉"主癥瘕者，咸能软坚，而入血分"（《本草正义》），认为其有软坚散结之效，还能润肠通便。

【现代药理研究】肉苁蓉具有调节循环系统，保护缺血心肌，降血脂，抗动脉粥样硬化，抗血栓形成，降血压等作用。且其所含的苯丙醇糖具有延缓衰老的作用，对人体下丘脑、性腺、胸腺等部位的老化均有明显的延缓作用。

【应用心得】每逢冠心病伴便秘者，阮士怡教授常用此药，因其能温补肾阳而不燥，亦可润肠通便，一举两得。且《神农本草经》及现代药理研究均表明肉苁蓉有抗衰老之功效，故阮教授常将其用于多种增龄性疾病。

【常用量】10~15g。

淫羊藿

【性味归经】味辛、甘，性温，归肝、肾经。

【功效主治】为纯阳补肾之品，体轻而气雄，温肾而助元阳，又有"强心力、补腰膝"(《本草纲目》)，"坚筋骨，利小便"(《本草备要》)之效。《日华子本草》又从补肾、延缓衰老的角度阐释其可"治老人昏耄，中年健忘"。

【现代药理研究】淫羊藿可以较明显地改善冠状动脉血流量，提高心肌对缺氧的耐受性；同时扩张外周血管，改善微循环；并能显著提高肾虚患者的细胞和体液免疫功能。

【应用心得】阮士怡教授认为本品性偏温，故多用于阳虚有寒象者，如肢寒畏冷，喜添衣被、心动过缓等。

【常用量】10g。

巴戟天

【性味归经】味辛、甘，性微温，归肾、肝经。

【功效主治】其有"南国人参"之称，可"补肾益精，治五劳七伤，辛温散风湿，治风湿脚气水肿"(《本草备要》)。巴戟天温阳而无燥热之弊，补火而不灼水，为缓补肾阳之佳品。

【现代药理研究】巴戟天具有降压抗炎等作用，同时有抗抑郁之效。

【应用心得】巴戟天缓补肾阳，温而不燥，且有抗抑郁之功效。故阮士怡教授常将其用于肾阳虚且伴有情志不遂之胸痹心痛及多种增龄性疾病。

【常用量】10g。

枸杞子

【性味归经】味甘，性平，归肝、肾经。

【功效主治】本品为平补肝肾之常用药，《本草汇言》谓其有"十全之妙用"，久服可以"坚筋骨，轻身不老，耐寒暑"(《本草纲目》)。且其质柔润多液，配伍应用可防温补之药温燥太过。

【现代药理研究】枸杞子具降脂降糖，调节机体免疫功能，抗氧化，促进造血功能等，可达到抗衰老的作用。

【应用心得】阮士怡教授在治疗老年患者肾阴不足、肾阳虚衰、肾精亏虚者时，皆以枸杞子入方，既可滋补肝肾，又防温补太过，且能起到延缓衰老的作用。

【常用量】10~15g。

党参

【性味归经】味甘，性平，归脾、肺经。

【功效主治】党参"补脾养胃，润肺生津，健运中气，本与人参不甚相远"（《本草正义》），故现代用药，非大补元气者，均以党参代人参。且党参补气之性平和，"健脾运而不燥，滋胃阴而不湿，润肺而不犯寒凉，养血而不偏滋腻，鼓舞清阳，振动中气，而无刚燥之弊"（《本草正义》）。

【现代药理研究】党参具有提高心肌细胞抗缺氧能力的作用，且能增强免疫力、扩张血管、降压、改善微循环、增强造血功能。

【应用心得】阮士怡教授认为党参补气而不燥，鼓清阳而不热，其药性平和，可补心、脾、肺之气，尤其适用于老年患者使用。

【常用量】10~15g。

鳖甲

【性味归经】味甘、咸，性寒，归肝、肾经。

【功效主治】软坚散结之常用药。鳖甲"能攻坚，又不损气"（《本草新编》），故"阴阳上下有痞滞不除者，皆宜用之"，可治多种癥瘕积聚所致之病。

【现代药理研究】鳖甲的主要成分为骨胶原、钙质及多种氨基酸等，研究表明鳖甲有增强免疫、促进造血、抑制结缔组织增生、防止细胞突变的功能。

【应用心得】阮士怡教授治胸痹心痛之方中常重用鳖甲，取其软坚散结以化痰瘀，除去脉中癥积之功，治标亦治本。鳖甲不但长于软坚，且能通血脉，故能除胸痹心痛之痰浊、瘀血互结而成之癥积。

【常用量】30g。

海藻

【性味归经】味咸，性寒，归肝、肾经。

【功效主治】历代医家皆因其软坚散结之效而推崇之，多用于治疗瘿瘤瘰疬。可治"瘿瘤气，颈下核，破散结气，痈肿癥瘕坚气，腹中上下鸣"（《神农本草经》），且能"通经脉"（《本草崇原》），故阮教授认为其可散经脉之结以通经脉。

【现代药理研究】海藻具有抗凝、降压、降低血黏度，扩张血管改善微循环，抗氧化及抗血栓形成的功效，对心血管疾病具有明显地改善作用。

【应用心得】阮士怡教授临证常以其治疗动脉硬化所致疾病；但值得注意的是，其味咸，故用于心衰患者及高血压患者时当权衡利弊，用量益小。

【常用量】10~15g。

昆布

【性味归经】味咸，性寒，归肝、肾经。

【功效主治】其功效与海藻相似，亦是咸寒软坚之品，但其又兼"泄水去湿"之功，其性"雄于海藻"，能"祛老痰也"（《本草汇》）。

【现代药理研究】其现代药理作用与海藻相似。

【应用心得】阮士怡教授临证往往在海藻、昆布之中只取其一，因其味咸，恐造成心衰患者水钠潴留，或加重高血压患者的血管紧张度。

【常用量】6~10g。

生牡蛎

【性味归经】味咸，性微寒，归肝、肾、胆经。

【功效主治】生牡蛎具有重镇安神、软坚散结之功效。可平"惊恚怒气"（《神农本草经》），亦可"消瘰疬结核，老血瘕疝"（《本草备要》）。

【现代药理研究】现代研究认为其为"制酸剂，有和胃镇痛作用，治胃酸过多，身体虚弱，盗汗及心悸动惕、肉瞤等"（《现代实用中药》）。还具有保肝、增强免疫力、抗肿瘤、降血糖等作用，亦可通过增强超氧化物歧化酶的活性以达到延缓衰老的作用。

【应用心得】阮士怡教授常用于伴有胃脘反酸、胸骨后烧灼感之胸痹患者。

【常用量】15~30g。

夏枯草

【性味归经】味辛、苦，性寒，归肝、胆经。

【功效主治】《滇南本草》记载其可以"行经络"治"周身结核"，还可"补养厥阴血脉，又能疏通结气"（《本草通玄》），故夏枯草一直作为清热、疏肝柔肝、散结的常用药，是消热毒坚结佳品。但其药性寒凉，不可久服。

【现代药理研究】现代药理研究表明夏枯草具有一定的降压作用。

【应用心得】阮士怡教授常用此药治疗胸痹心痛伴有高血压患者，既加强软坚散结之力，又有平肝潜阳，平稳血压之效，特别针对有明显热毒，或肝阳上亢、血压升高的患者。

【常用量】10~15g。

浙贝母

【性味归经】味苦，性寒，归肺、心经。

【功效主治】浙贝母为清热化痰之常用药物，"最降痰气，善开郁结，止疼痛……一切痈疡肿毒"(《本草正》)，《本草正义》认为浙贝母之所以能够散结，一则与"祛痰"有关，一则因"疝瘕以热结而言，泄热散结，故能治之"，可见浙贝散结之功可能是基于其清热化痰功效的。

【现代药理研究】浙贝母具有抗炎作用，另能镇咳祛痰，镇痛，降压，对幽门螺杆菌有抑制作用，止泻，抗肿瘤等。

【应用心得】阮士怡教授因其能清热化痰散结多将其用于冠心病辨证属痰热者，又因其有降压、抑制幽门螺杆菌之效，故用于冠心病伴有高血压或胃脘不适者。

【常用量】6~10g。

桂枝

【性味归经】味辛、甘，性温，归心、肺、膀胱经。

【功效主治】桂枝为通心阳之常用药，《素问·至真要大论》说："辛甘发散为阳"，为"阳中之阳"，《神农本草经》便指出其能"利关节，补中益气"，又能"温经通脉"(《本草备要》)，亦可"舒筋脉之急挛……通经络而开痹涩，甚去湿寒"(《长沙药解》)，有祛湿通痹之效。桂枝之功效可归纳为以下六点"曰和营，曰通阳，曰利水，曰下气，曰行瘀，曰补中"(《本经疏证》)。

【现代药理研究】桂枝具有利尿、强心、止咳、祛痰等作用。

【应用心得】阮士怡教授应用桂枝，一则取其通阳利脉，一则取其通阳利水，因此并不主要针对胸痹一证，而是着眼于整个心脉系统的健康，用其改善心脉系统的整体功能，既能改善胸痹的症状，又能防止心肌纤维弹性下降，甚至可以用于各种原因导致心衰。

【常用量】3~12g。

瓜蒌

【性味归经】味甘、微苦，性寒，归肺、胃、大肠经。

【功效主治】瓜蒌为化胸中痰滞的主要用药。早在汉代，张仲景就使用本品治疗胸痹之证。因其可"洗涤胸膈中垢腻"（《本草衍义补遗》），又"甘寒不犯胃气，能降上焦之火，使痰气下降"（《本草纲目》），故多用于结胸胸痹之证。

【现代药理研究】现代药理研究证明瓜蒌能够扩张冠状动脉，并提高心肌抗缺血缺氧的能力。

【应用心得】阮士怡教授在临证中喜用瓜蒌，取其化胸中痰滞之意，只有胸中痰滞得化方能使胸阳舒展，且本品能够扩张冠状动脉，提高心肌抗缺血缺氧能力，为育心保脉法中不可缺少的药物。

【常用量】10~20g。

薤白

【性味归经】味辛、苦，性温，归肺、胃、大肠经。

【功效主治】薤白作用与桂枝相似，均为通心阳的常用药物，但本品更长于散壅解郁。薤白"开胸痹而降逆，除后重而升陷，最消痞痛，善止滑泄"（《长沙药解》），全因其辛温能通阳散结之功。

【现代药理研究】薤白可通过降低血清过氧化脂质、抗血小板凝集、降低动脉脂质斑块，以达到抗动脉粥样硬化的作用，且对心肌缺氧、缺血及缺血再灌注心肌损伤有保护作用。此外薤白还有解痉平喘、抑菌的作用。

【应用心得】阮士怡教授重视薤白通阳辛散的特点，故往往与瓜蒌、桂枝合用，以期达到通心阳以消胸中痰滞的作用，使脉道通利，为治疗冠心病之常用药物。

【常用量】6~10g。

香附

【性味归经】味辛、微苦、微甘，性平，归肝、脾、三焦经。

【功效主治】香附素被称为"疏肝解郁、行气止痛之要药"。其气平而不寒，香而能窜，其味多辛能散，微苦能降，微甘能和，为理气之品，但又兼有活血之功，能够推陈出新，虽理气而不耗气，与益气之品合用，可以助其益气之功而"利三焦，解六郁，消饮食积聚、痰饮痞满，胕肿胀满，脚气，止心腹、肢体、头目、齿耳诸痛"（《本草纲目》）。

【现代药理研究】香附具有降低血脂、降低血糖、抗菌等作用，亦有强心、减慢心率等功效，且其中所含挥发油有雌激素样作用。

【应用心得】阮士怡教授常将其用于女性围绝经期出现胸痹症状的患者，因其能理气止痛，改善围绝经期症状。

【常用量】10~15g。

郁金

【性味归经】味辛、苦，性寒，归肝、胆、心经。

【功效主治】郁金既入气分以疏肝解郁，又入血分以活血调经，兼能化痰湿以开心窍，具有解郁行瘀利肝胆之功效。其功效之发挥与降气的功效密切相关，"气降则火降，而痰与血，亦各循其所安之处而归原矣"（《本草汇言》），故善治胸、胃、膈之疼痛。

【现代药理研究】郁金具有改善脂质代谢、抗血小板聚集的功能，并能够增强平滑肌收缩力，改善消化道功能，抑制细胞过度增生等作用。

【应用心得】阮士怡教授用此药取其理气化痰兼有活血的功效，对冠心病未病期患者尽可能地祛除气滞、血瘀、痰凝的病理因素，方能使脉道通利，血行畅达。

【常用量】10~15g。

枳壳

【性味归经】味苦、辛、酸，性温，归脾、胃、大肠经。

【功效主治】枳壳临床作用与枳实相类，然行气之力较枳实柔和，因"枳壳形大，其气散，其性缓"（《本草经疏》）。可除留结胸膈痰滞，消除胀满，使胃肠得安。《本草发挥》中云："凡气刺痛用枳壳，看何经分，以引经药导之。"

【现代药理研究】枳壳可促进胃肠蠕动，降血脂，抗血栓形成，亦有一定抗休克的作用。

【应用心得】阮士怡教授临床常用枳壳而不用枳实，因枳壳行气之力较柔和，图其缓攻气滞，而不至伤患者已亏之气，凡胸腹部疼痛气滞之象明显者，均可用之。

【常用量】10g。

白鲜皮

【性味归经】味苦，性寒，归脾、胃、膀胱经。

【功效主治】白鲜皮为皮肤科常用药。中医古籍中记载白鲜皮具有通血脉的功效，谓之能"通关节，利九窍及血脉"（《日华子本草》）；亦言其能"通行经隧脉络"（《本草正义》），达到活血通痹之效。

【现代药理研究】白鲜皮除具有抗炎、抗菌、抑制变态反应等作用外，亦对心脏具有兴奋作用，提高冠脉血流量。

【应用心得】阮士怡教授认为以中医比类取相的哲学方法来看，内皮损伤似可与皮肤损伤相联系，故在皮肤科常用药中选白鲜皮一味，以期能够改善内皮功能。故阮教授在治疗心血管疾病中常用白鲜皮，旨在改善血管内皮功能。

【常用量】15g。

虎杖

【性味归经】味微苦，性微寒，归肝、胆、肺经。

【功效主治】虎杖本为肝胆疾病常用药，陶弘景谓虎杖"主暴瘕"，这里的"瘕"即我们常说的瘕聚，为气聚而成，这与衰老前期，患者因各种原因导致的冠状动脉痉挛而非斑块有着相似之处。

【现代药理研究】虎杖具有扩张血管、抗动脉粥样硬化等作用，可提高心肌血流量，改善微循环，起抗休克作用，另有抗炎镇痛、抗菌、抗病毒之效。

【应用心得】阮教授喜用此药改善动脉功能，进而缓解痉挛所致的胸痹症状，常用于心绞痛患者，辨证属痰湿内蕴者尤宜。

【常用量】10~20g。

茯苓

【性味归经】味甘、淡，性平，归心、肺、脾、肾经。

【功效主治】淡而能渗，甘而能补。故茯苓能泻能补，两得其宜之药，为"淡能利窍，甘以助阳，除湿之圣药也"（《用药心得》）。且茯苓药性平和，利水而无伤正气之弊。此外茯苓有宁心安神之效，《神农本草经》言茯苓"久服安魂、养神"。

【现代药理研究】茯苓具有利尿、调节免疫、抗癌等多种功效。

【应用心得】阮士怡教授临证用茯苓，既重视起淡渗利湿之效，用以泻浊利水，用于水肿，湿邪较盛的患者；又重视其宁心安神之效，用于伴失眠、心烦之胸痹脾虚证者。

【常用量】10~15g。

制何首乌

【性味归经】味苦，微温，制熟则味兼甘，入肝、肾经。

【功效主治】闻首乌之名可知其有"乌髭发"（《本草纲目》）之效，《本草纲目》称其为"滋补良药，不寒不燥，功在地黄、天门冬诸药之上"，皆因其能收敛精气，养血益肝，固精益肾。

【现代药理研究】何首乌有抗衰老、降血脂、防治动脉粥样硬化、改善心肌缺血等功效的作用。

【应用心得】阮士怡教授用制何首乌重视其补肝肾以抗衰老之效。近年有报道何首乌肝功能损害的不良反应，盖因生首乌之毒性所致，制何首乌毒性大减，但临床应用需谨慎。

【常用量】20~30g。

麦冬

【性味归经】味甘、微苦，性微寒，归肺、胃、心经。

【功效主治】麦冬善补肺胃之阴，以其"能入胃以养胃液，开胃进食，更能入脾以助脾散精于肺，定喘宁嗽"（《医学衷中参西录》）。麦冬亦入心经，可养心阴，清心热，治"心气不足，惊悸怔忡，健忘恍惚，精神失守"（《本草汇言》）。

【现代药理研究】麦冬能通过增加冠脉血流，提高心肌对缺氧耐受力，对心肌缺血起到改善作用，兼有抗心律失常、抗血栓形成、降糖、调节免疫、抗衰老等作用。

【应用心得】阮士怡教授以麦冬治疗心悸患者，旨意在滋心阴以养心神，达到定悸除烦之效的。

【常用量】15g。

五味子

【性味归经】味酸、甘，性温，归肺、心、肾经。

【功效主治】五味子味酸收敛，可以敛肺、止汗、涩精、止泻、敛心气，皆取其收涩的功效。亦有言其"主益气，咳逆上气，劳伤羸瘦，补不足，强阴，益男子精"（《神农本草经》），可见亦有补益之效。

【现代药理研究】五味子有扩血管、延缓衰老、降低血清胆固醇等作用，五味子乙素、五味子酚均具有抗氧化作用，能清除自由基、抑制过氧化脂质形成。

【应用心得】阮士怡教授常加用五味子，一则取其收敛之功，敛心气，敛心液（汗为心之液），二则因其具有抗氧化、延缓衰老之功效，故可长期使用，改善患者预后。

【常用量】10g。

苦参

【性味归经】味苦，性寒，归心、肝、胃、大肠、膀胱经。

【功效主治】清热燥湿，杀虫、利尿，属中品。因其味苦，现常入洗剂。常用于治疗湿热所致带下证及皮肤病。

【现代药理研究】苦参对心脏有抑制作用，可使心率减慢，具有显著的抗心律失常作用，故现代临床常用于心律失常的治疗。

【应用心得】阮士怡教授临床应用苦参治疗心律失常基于目前苦参的药理

研究，且临床上确能收到较好的疗效。

【常用量】10~15g。

鸡血藤

【性味归经】味苦、甘，性温，归肝、肾经。

【功效主治】鸡血藤为活血化瘀之常用药物，其味甘，具有滋补之功效，又有温通之性，有"去瘀血，生新血"（《饮片心参》）的作用，可"壮筋骨，止酸痛，和酒服，治老人气血虚弱，手足麻木瘫痪等症"（《本草拾遗》），治疗各种瘀血闭阻经脉之证，且无伤血之弊。

【现代药理研究】鸡血藤有改善造血系统、调节免疫、抗肿瘤、抗病毒、抗氧化、抗贫血、抗血栓以及对酪氨酸酶双向调节等多方面的药理活性。

【应用心得】阮士怡教授认为鸡血藤为藤类药物，故治疗脉络瘀阻较其他活血药更佳，且活血养血，使心神得养而使心神得宁。

【常用量】30g。

香加皮

【性味归经】味辛、苦，性温，有毒，归肝、肾、心经。

【功效主治】香加皮为利水消肿，祛风湿强筋骨之药，兼能治疗心悸气短，下肢浮肿。

【现代药理研究】现代药理研究表明香加皮能够增强心肌收缩力和每分钟输出量。

【应用心得】阮士怡教授常用香加皮治疗慢性心衰急性加重者，且中病即止，待患者喘息、水肿之症缓解，即减此药。随着阮教授"育心保脉"治疗心血管疾病理念的提出，此类药物较少使用。

【常用量】3~6g。

葶苈子

【性味归经】味苦、辛，性大寒，归肺、膀胱经。

【功效主治】《药性论》言其能"利小便，抽肺气上喘息急，止嗽。"《本草经百种录》则进一步阐明："葶苈滑润而香，专泻肺气，肺如水源，故能泻肺即能泻水。凡积聚寒热从水气来者，此药主之。"可见葶苈子的主要功效为利水、祛饮、平喘，可泻肺气之闭，利膀胱之水。

【现代药理研究】葶苈子能增强心肌收缩力，减慢心率，降低传导速度，故为强心常用之品。

【应用心得】阮士怡教授临证常用香加皮、葶苈子强心之品，前者偏治肿，后者偏治喘，在心衰发作期用之，常能取得一定疗效，但在未发作时，阮士怡教授则倡导以养心育心为主。

【常用量】10g。

生黄芪

【性味归经】味甘，性微温，归脾、肺经。

【功效主治】黄芪为补气之圣药，可大补元气，更能扶助心气，使"气能煦之"，谓之"能补气，兼能升气，善治胸中大气（即宗气）下陷"（《医学衷中参西录》）。亦有言其有助补血药发挥药效的作用，盖气无形，血有形，有形不能速生，必得无形之气以生之，故黄芪用于补肾、补血药之中，为血中之气药，血得气而速生，自能助之以生血。益气兼补血，则气血并行，相得益彰。

【现代药理研究】黄芪不仅能扩张冠状动脉，改善心肌供血，提高免疫力，而且能够促进机体代谢、抗疲劳、促进血清和肝脏蛋白质更新，具有延缓细胞衰老进程的作用。

【应用心得】阮士怡教授治疗冠心病及心力衰竭，尤重视补肾健脾益气，故常在胸痹心痛及心衰方中加入黄芪，对于冠心病黄芪可益气行血，对于心衰则可培补心气，起到缓解心衰症状和预防心衰发作的作用。

【常用量】30g。

猪苓

【性味归经】味甘、淡，性平，归肾、膀胱经。

【功效主治】其利水渗湿之力较茯苓强，"味淡，淡主于渗，入脾以通水道"（《药品化义》），善消水肿，然无补益之效。

【现代药理研究】猪苓其具有利尿、抗菌、抗炎等作用，且有一定抗肿瘤作用。

【应用心得】阮士怡教授临床应用猪苓重视其利尿之效，用于心衰之水肿较甚者。

【常用量】10~20g。

泽泻

【性味归经】味甘，性寒，归肾、膀胱经。

【功效主治】泽泻可利水渗湿，泻肾经虚火，谓之"虽咸以泻肾，乃泻肾邪，非泻肾之本也"（《医经溯洄集》）；亦可泻膀胱之湿热，"去胕中留垢"。又言泽泻能"去旧水，养新水"（《本草正义》），指出其虽祛湿邪，然不伤津液，称其为"利水第一良品"（《药品化义》）。

【现代药理研究】泽泻有较好的利尿作用，且有降压、降糖、降血脂、抗动脉粥样硬化、抗炎、抗肿瘤等功效。

【应用心得】阮士怡教授临证用此药，取其利水而泄肾中浊气的功效，冠心病、心衰、水肿皆可用之。

【常用量】20~30g。

刺五加

【性味归经】味甘、微苦，性温，归脾、肺、心、肾经。

【功效主治】益肾填精法为中医延年益寿代表法之一，刺五加具填精补髓之效，是中医传统抗衰老药物。《名医别录》认为五加有补中、益精、坚筋骨、强意志等功效，可治失眠、健忘等症。

【现代药理研究】刺五加具有抗血小板聚集、抗血栓形成，能降低心肌梗死后恶性心律失常的发生率，亦可以增强免疫力，提高记忆力，抗疲劳，抗衰老。

【应用心得】阮士怡教授临床用之，重视其补肾健脾，抗衰老之功效，老年性虚证常用之，心梗后预防心衰发生亦常用之。

【常用量】10~15g。

丹参

【性味归经】味苦，微寒，归心、肝经。

【功效主治】丹参重在活血养血，"一味丹参饮，功同四物汤"，即言其有治血养血而不伤血的卓越功效。同时具有"补心定志，安神宁心"(《滇南本草》)之功效。

【现代药理研究】丹参能扩张冠状动脉，增加冠脉流量，改善心肌缺血。同时具有抗凝血，抑制血小板凝聚，降血脂，抑制动脉粥样硬化形成等作用。已在临床广泛用于治疗冠心病和脑梗死等动脉粥样硬化性疾病。此外丹参能够提高心肌的收缩幅度，以减轻心衰症状。

【应用心得】阮士怡教授临床用丹参以活血化瘀作用为基础，可缓解胸痹心痛之临床症状，又因其有宁心安神之效，对冠心病患者情绪问题有一定改善作用。

【常用量】30g。

川芎

【性味归经】味辛，性温，归肝、胆经。

【功效主治】川芎辛温香燥，性善走窜，走而不守，既能行散，上行可达颠顶；又入血分，下行可达血海，活血祛瘀作用广泛。昔人谓川芎为血中之气药，言其具辛散、解郁、通达、止痛等功能，可避免补益药滋腻之弊。

【现代药理研究】川芎其能增加心肌收缩力，并能减慢心率，保护血管内皮细胞，在一定程度上抗心肌炎及改善心肌肥厚；此外还具有抗脑缺血作用，可改善脑循环，改善记忆力，并具有镇静、镇痛等作用。

【应用心得】阮士怡教授在冠心病心衰中的应用此药，除基于其对冠心病的治疗作用外，以活血同时助强心。

【常用量】10g。

二、依性联用成对药

绞股蓝与鳖甲

【性味功效】绞股蓝味甘、苦，性微寒，归脾、肺经，益气健脾，益后天滋先天，止咳化痰，同时具有清热解毒之功。针对病久、郁久化热之象，可防止补气药助火生热。药理研究表明，绞股蓝有显著降低血清胆固醇、甘油三酯、低密度脂蛋白，升高具有抗动脉粥样硬化的物质高密度脂蛋白的作用。绞股蓝总苷能调节脂肪代谢，减少脂质在血管壁沉积，另有抗糖皮质激素不良反应的作用。

鳖甲，味甘、咸，性寒。归肝、肾经，滋阴潜阳，退热除蒸，软坚散结，属中品。

【伍用功能】绞股蓝健脾降脂，鳖甲软坚散结。血脂异常是"脉中积"形成的始动因素，因此二药伍用，既能从血脂之源头减缓"脉中积"的形成，又可通过软坚散结治已成之积，使软坚散结之效倍增。

【主治】动脉粥样硬化性疾病，冠心病，高脂血症，冠心病伴高脂血症者尤宜。

【注意事项】此二药伍用为冠心病治本之法，患者长期服用可明显改善患者预后，但难以迅速缓解症状，临床使用应缓图之，忌急以求效。另此二药性偏寒凉，脾胃虚寒者当以温药佐之，以防伤及脾胃。

【临床用量】绞股蓝 10g，鳖甲 30g。

鳖甲与海藻

【性味功效】鳖甲，味甘、咸，性寒。归肝、肾经，滋阴潜阳，退热除蒸，软坚散结，属中品。

海藻，味咸，性寒，归肝肾经，能消痰软坚，利水消肿，属中品。

【伍用功能】鳖甲、海藻二药为咸寒之品，均有软坚散结之效，鳖甲功擅滋阴，海藻偏消痰利水，两者合用，一补一清，可化水湿痰瘀之结而不伤正气，去脉中积而不损伤阴血，相辅相成，共奏软坚之效。

【主治】动脉粥样硬化性疾病、冠心病、高脂血症。

【注意事项】此二药性寒凉，脾胃虚寒者当以温药佐之，以防伤及脾胃。

【临床用量】鳖甲 30g，海藻 10g。

海藻与炙甘草

【性味功效】海藻，味咸，性寒，归肝肾经，能消痰软坚，利水消肿，属中品。

甘草，味甘，性平，归心、肺、脾、胃经，可补脾益气，祛痰止咳，缓急止痛，清热解毒，调和诸药，为上品。生用则性微寒，可清热解毒，炙用则性微温，可补脾益气、缓急止痛。此处取炙甘草，取其补脾益气之效，与阮士怡教授治疗老年疾病所主张的益肾健脾之法相应。

【伍用功能】海藻软坚散结，甘草甘缓，同用既软脉壁之坚结，又能缓脉道之绌急，两者同用，既可稳定斑块，又可缓解脉道痉挛。

【主治】动脉粥样硬化性疾病，冠心病心绞痛，甲状腺肿等甲状腺疾病。

【注意事项】依"十八反"海藻反甘草，两者不能同用，《中华人民共和国药典》2015 年版在海藻注意项下标明"不宜与甘草同用"，现代药理研究表明甘草与海藻同煎可使海藻中砷（As）的溶出增加，为其禁忌原因之一，故无适应证者慎用之。在使用两者配伍时应注意控制海藻用量。

【临床用量】海藻 10~15g，炙甘草 6~10g。

淫羊藿与肉苁蓉

【性味功效】淫羊藿，味辛、甘，性温，归肝、肾经，补命门，助肾阳，属中品。

肉苁蓉，味甘、咸，性温，归肾、大肠经，温补肾阳，能润肠通便，属上品。

【伍用功能】益肾健脾法为阮士怡教授治疗老年性疾病之重要治法。淫羊藿与肉苁蓉所主补肾为重要组成部分。淫羊藿体轻气雄，补肾壮阳而略燥；肉苁蓉温润而不燥，兼以润肠；两者合用则温补肾阳而不燥，兼以润肠。

【主治】老年性疾病如动脉粥样硬化、冠心病等，肾阳虚便秘，围绝经期疾病。

【注意事项】肉苁蓉、锁阳、当归等合用可增加滑肠之力。

【临床用量】淫羊藿 10g，肉苁蓉 10~15g。

牡丹皮与丹参

【性味功效】牡丹皮，味苦、辛，性微寒，归心、肝、肾经，清热凉血，活血化瘀；善清血分之热，而又活血，使血流畅而不留瘀，血热清而不妄行，能退血分之热使阴血得生。

丹参，味苦，微寒，归心、肝经，能活血调经、祛瘀止痛、除烦安神，属上品。

【伍用功能】牡丹皮功偏凉血祛瘀，丹参更擅活血化瘀，两者配伍使用，使血分热清而不留瘀滞，更可使新血得生，故言"丹丹"相配，相得益彰。

【主治】冠心病，心衰，风湿性心脏病，脑血管疾病。

【注意事项】两者合用，活血之力较强，用时可加用益气补血之药物，以助运血生血。

【临床用量】牡丹皮 15g，丹参 20g。

丹参与川芎

【性味功效】丹参，味苦，微寒，归心、肝经，能活血调经、祛瘀止痛、除烦安神，属上品。

川芎，味辛，性温，归肝、胆经，可活血行气、祛风止痛，属上品。

【伍用功能】丹参与川芎同属活血药物，丹参可祛瘀生新，可养血安神，川芎辛温香窜，偏行气以活血，合用则活血之力强。心衰者心阳虚衰，行血无力而致瘀血、痰饮在体内蓄积，两者合用，活血又不伤血，同时助强心，增加心输出量。亦可用于血瘀导致的头晕、头痛等疾病。

【主治】冠心病，心力衰竭，冠心病发展至心衰尤宜。

【注意事项】此药对既可行心胸之瘀血，又可行脑窍之瘀血，可谓"心脑同治"之品。

【临床用量】丹参 20g，川芎 10g。

桂枝与瓜蒌

【性味功效】桂枝，味辛、甘，性温，归心、肺、膀胱经，发汗解肌，温通经脉，助阳化气，属上品。

瓜蒌，味甘、微苦，性寒，归肺、胃，大肠经，清热化痰，宽胸散结，润肠通便。

【伍用功能】桂枝温阳以行脉中之气血，瓜蒌化痰宽胸行气以展胸阳，两者合用，一方面治标以化痰，另一方面治本以舒展阳气，可使脉道通利，阳气可循脉道以行血，心体得养。

【主治】冠心病心绞痛，动脉粥样硬化。

【注意事项】可根据患者大便情况酌情使用瓜蒌皮、瓜蒌仁、全瓜蒌。

【临床用量】桂枝 6~10g，瓜蒌 10~15g。

党参与茯苓

【性味功效】党参，味甘，性平，归脾、肺经，补脾肺之气，补血生津。

茯苓，味甘、淡，性平，归心、肺、脾、肾经，健脾宁心，补脾利水，属上品。

【伍用功能】党参补中健脾，补脾气，为健脾运提供最基本的保障；茯苓健脾运，可利水化浊，亦可宁心安神。两者合用，仿四君治意，以益气健脾为主，旨在强健后天之本以延年，则百病不扰。

【主治】增龄性疾病，失眠。

【注意事项】注意党参性温，酌情用之。

【临床用量】党参 15g，茯苓 10~15g。

茯苓与泽泻

【性味功效】茯苓，味甘、淡，性平，归心、肺、脾、肾经，健脾宁心，补脾利水，属上品。

泽泻，味甘，性寒，归肾、膀胱经，利水渗湿，泄热，属上品。

【伍用功能】茯苓能泻能补，兼有健脾宁心之效，脾健可防止水湿形成；而泽泻性偏于寒，泻而无补，专用于渗利水道，可泄肾中浊气。两者合用取其健脾利湿之效，既减少痰浊的生成，又增加排泄，可除体内水湿、痰浊之邪。

【主治】冠心病，高脂血症，高血压，水肿。

【注意事项】治疗水肿时应从多方考量，不能单纯应用利水之品。

【临床用量】茯苓 10~15g，泽泻 30g。

葶苈子与桂枝

【性味功效】葶苈子，味苦、辛，性大寒，归肺、膀胱经，可泻肺平喘，利水消肿，属下品。

桂枝，味辛、甘，性温，归心、肺、膀胱经，发汗解肌，温通经脉，助阳化气，属上品。

【伍用功能】葶苈子泻肺利水，亦可平喘，桂枝温通心阳，两者共用起到温通心阳，泻肺平喘之效，与现代医学"强心利尿"相类，为心衰加重期常用之法。

【主治】心衰加重期，水钠潴留，伴喘证。

【注意事项】阮士怡教授常在心力衰竭急性加重时使用两药，根据患者寒热偏盛调节药物比例。葶苈子泻肺平喘之力强，亦伤气阴，故心衰症状缓解时应酌情使用。

【临床用量】葶苈子 10g，桂枝 6~10g。

第四章 验案拾粹

第一节　心系疾病

中医学认为心系疾病既包括心之病，又包括神之病，如胸痹、心悸、不寐、痴呆等。但是，随着现代化中医院的建立，分科体系的变化，神志病被划入心身、脑系等科室；中医院中的心病科主治与心脏相关的疾病，而心脏病、老年病正是阮士怡教授所擅长。阮士怡教授认为虽然临床可以见到多种原因的心脏疾患，但以中医证候总结，可分为以下三类：以痛、闷为常见表现的胸痹，包括冠心病、冠脉痉挛及无器质性改变的神经官能症等；以心慌为主要表现的各种心律失常，其原因包括心脏缺血、心肌炎等各种引起心脏电活动异常；以及以喘、肿为主要表现的，多种心脏疾患发展的最终结果心衰。其中，中医对各种心律失常的疗效并不稳定，但对冠心病、心衰的治疗有其优势。在冠心病的治疗中，中医药能够改善症状，稳定动脉粥样硬化斑块，促进缺血区血管新生，提高心肌抗缺血缺氧的能力。对于心衰的治疗，在急性发作期以强心利水为主，而其真正优势在于缓解期能够以育心、养心之法减少心衰的发作，是中医"治本"优势的真正体现。

一、冠心病

冠心病是指冠状动脉粥样硬化使血管腔狭窄或阻塞而导致心肌缺血缺氧或坏死而引起的心脏病。临床以心绞痛、心肌梗死、无症状性心肌缺血、缺血性心肌病和猝死为常见类型。冠心病的主要病理改变是冠状动脉粥样硬化。阮士怡教授认为冠心病的主要成因是人体衰老，正气不足，不能够抵御血管中浊、瘀、痰的侵袭，而形成脉中积。而衰老、正气不足的根本成因是脾肾不足，故临床中阮士怡教授常以益肾健脾、软坚散结为基本治法。益肾健脾以补充正气，延缓衰老，增加脉道抵御浊、瘀、痰的能力，进而减缓斑块的形成；软坚散结以祛邪，消减已经形成的斑块，并防止斑块破裂。此外结合患者证候特征，分别从心脏本身着眼，治以养心、育心、强心之法，从脉道着眼，治以益肾健脾、软坚散结之法，从血着眼，治以健脾、运脾以化血浊，益肾以排浊。

案一　付某，女，75 岁。2013 年 4 月 25 日初诊。

患者以间断性心前区不适伴压迫感 6 年，加重半月于门诊就诊。患者曾在 2007 年 3 月 12 日行支架植入术，于前降支、回旋支分别置支架 1 枚。此后患者仍间断发作心前区不适，胸闷。间断就诊于多家医院，症状未见明显缓解。刻下患者自觉乏力，心前区不适，胸闷间作，背部畏寒，夜间盗汗，晨起咯痰，痰白易咯。时头晕刺痛，下肢微麻木。舌红苔白腻。脉弦数。BP 150/90mmHg，双下肢水肿（＋）。

中医诊断：胸痹。脾肾阳虚证。

西医诊断：冠心病（稳定性心绞痛，PCI 术后）。

治法：益肾健脾，软坚散结。

处方：党参 15g　　　淫羊藿 10g　　山萸肉 10g　　巴戟天 10g

　　　五味子 18g　　　丹参 20g　　　赤芍 20g　　　绞股蓝 10g

　　　女贞子 10g　　　炙甘草 6g

　　　7 剂，水煎服，每日 1 剂，每日 2 次，每次 150mL。

按语：患者行支架术后心前区不适，且伴有背部畏寒，头晕刺痛，偶有胸闷，自觉乏力，辨证为脾肾亏虚，兼有血瘀，又因患者年老，肾精亏虚不化生而不能濡养五脏，脾虚痰生，聚于血脉，动脉粥样硬化形成。治以益肾健脾，软坚散结。方中以淫羊藿、山萸肉、巴戟天之品填肾益精，五味子以敛阴，丹参、赤芍活血化瘀，党参、绞股蓝益气健脾，女贞子以补养肾阴。

案二　高某，男，81 岁。2013 年 5 月 23 日初诊。

患者主因胸闷憋气间作 2 年余，加重 1 周就诊于门诊。患者胸闷憋气间作，多于劳累后加重，近一周无明显诱因症状加重，时有心慌气短，背部沉重。纳少，寐安，小便调，大便 2~3 日一行。舌暗红，苔薄白，脉弦细少力。双下肢水肿（＋）。

辅助检查：2011 年 4 月 13 日冠脉 CTA 示：①右冠近段中－重度狭窄，左前降近段 50% 狭窄。②冠状动脉单支起源异常，圆锥支单独开口于右窦。

中医诊断：胸痹。心肾阳虚，痰浊阻滞证。

西医诊断：冠心病（稳定性心绞痛）。

治法：温补阳气，健脾软坚。

处方：绞股蓝 10g　　炙鳖甲（先煎）30g　　丹参 20g　　赤芍 20g

　　　红花 6g　　女贞子 20g　　山萸肉 10g　　巴戟天 10g

　　　淫羊藿 10g　　党参 15g　　五味子 10g　　砂仁 3g

7 剂，水煎服，每日 1 剂，每日 2 次，每次 150mL。

二诊：2013 年 5 月 30 日。患者药后，休息时症状可缓解，活动后胸闷、憋气，无背部疼痛，无头晕，晨起周身疼痛，时有口干欲饮，右耳听力减退，视物模糊。纳少，寐安，夜尿 1 次，大便日 1~2 行。舌红苔薄白，脉弦细。

处方：瓜蒌 30g　　天冬 10g　　五味子 10g　　丹参 20g

　　　赤芍 20g　　川芎 10g　　茯苓 15g　　海藻 10g

　　　女贞子 20g　　山萸肉 15g　　党参 15g　　知母 10g

　　　炙甘草 6g

7 剂，水煎服，每日 1 剂，每日 2 次，每次 150mL。

三诊：2013 年 6 月 6 日。患者近日劳累，自觉活动后胸闷憋气症状加重，偶有心慌，无心前区疼痛，上楼时喘息难耐，无头晕，口干欲饮，周身不适缓解。纳欠佳，寐安，大便日一行。舌红苔薄，脉弦。

处方：绞股蓝 10g　　炙鳖甲（先煎）30g　　丹参 30g　　五味子 10g

　　　女贞子 20g　　海藻 15g　　夏枯草 15g　　茯苓 10g

制首乌 5g　　　炙甘草 6g

7 剂，水煎服，每日 1 剂，每日 2 次，每次 150mL。

四诊：2013 年 6 月 20 日。药后症减，患者自行于当地医院取药服用，憋气明显好转，活动后胸部闷痛，无气短，周身疲乏，夜间偶有口干欲饮。纳可，寐安，夜尿频，大便日一行。舌红苔薄白，脉弦细。

处方：绞股蓝 10g　　炙鳖甲（先煎）30g　茯苓 10g　　天冬 10g

五味子 10g　　丹参 20g　　　　赤芍 20g　　女贞子 20g

枸杞子 15g　　寄生 15g　　　　炙黄芪 20g　炙甘草 6g

7 剂，水煎服，每日 1 剂，每日 2 次，每次 150mL。

按语： 本案患者年迈体虚，胸闷气短，动则而甚，且双下肢水肿，为心肾阳微证，故初期温补阳气，软坚散结以缓解症状。方中绞股蓝、鳖甲软坚散结，巴戟天、淫羊藿、山萸肉温补肾阳，党参、女贞子、五味子益气养阴。二诊患者仍有活动后胸闷憋气等不适，并见口干欲饮、舌红等一派阴伤之象，故去温补肾阳之品，用瓜蒌清热涤痰、宽胸散结，天冬、知母增加滋阴功效。三诊加大软坚散结的功效，增加夏枯草清肝、散结、利尿。四诊患者药后症减，憋气明显好转，加用枸杞子、女贞子、炙黄芪育心保脉，稳固病情。

案三　张某，女，75 岁。2014 年 1 月 2 日初诊。

患者主因心前区不适间作 3 年余，加重 1 月就诊于门诊。患者 3 年前无明显诱因出现心前区不适，经某三甲医院诊查，考虑为冠心病，现不规律服用单硝酸异山梨酯片。既往高血压病史 35 年，血压控制较平稳。近 1 个月心前区不适症状加重，时有心前区疼痛，沉重憋闷，动则气短喘息，伴有心慌。舌红苔黄厚腻，脉沉细，律不齐。

辅助检查：2013 年 12 月 4 日查心电图示：窦性心律，偶发室上性早搏，广泛 ST 段低平。心脏彩超：LA 32mm，LV 47mm，RA 40mm，RV 35mm，EF 63%。提示三尖瓣返流Ⅰ度，左室舒张功能改变。

中医诊断：胸痹。痰浊痹阻证。

西医诊断：冠心病（心肌缺血），高血压病，心律失常。

治法：益肾健脾，涤痰散结。

处方：

绞股蓝 10g	炙鳖甲（先煎）30g	丹参 20g	当归 10g
海藻 10g	天冬 10g	瓜蒌皮 30g	知母 10g
川芎 10g	酸枣仁 30g	炙甘草 10g	

7 剂，水煎服，每日 1 剂，每日 2 次，每次 150mL。

二诊：2014 年 1 月 16 日。患者胸闷憋气较前缓解，心前区偶有不适，心慌不著。夜间口干，腰膝酸痛，双下肢水肿，周身乏力。纳可，寐差，大便干，日一行，小便可。舌红苔黄腻，脉沉。

处方：

绞股蓝 10g	炙鳖甲 30g（先煎）	当归 10g	川芎 10g
丹参 20g	葶苈子 10g	猪苓 15g	泽泻 30g
车前草 30g	白茅根 30g	知母 15g	炙甘草 10g

7 剂，水煎服，每日 1 剂，每日 2 次，每次 150mL。

按语： 患者年过七旬，脾肾渐衰，且高血压病程日久，可存在靶器官损害。病久易损伤脾胃，结合患者舌苔厚腻，可以看出脾胃运化功能受到疾病影响，湿浊中阻。结合患者舌脉特点，辨证为痰浊痹阻证。治当以益肾健脾，涤痰软坚散结。绞股蓝、鳖甲、丹参以软坚散结；瓜蒌皮利气开郁，能导痰浊下行而奏宽胸散结之功；川芎活血祛瘀、行气开郁止痛。二诊患者服药后胸闷、憋气，及心前区不适症状均有所缓解，故守前方继前用药，患者现双下肢水肿，故加用猪苓、泽泻等药物以利水化湿。

案四　唐某，男，67 岁。2013 年 12 月 12 日初诊。

患者主因胸闷憋气间作 2 月余就诊于门诊。患者 2 月前因胸闷憋气于当地医院诊断为冠心病，并行经皮冠状动脉介入治疗植入支架 2 枚。术后规律服用阿司匹林肠溶片、硫酸氢氯吡格雷片、单硝酸异山梨酯片、参松养心胶囊。现胸闷气短明显，上午尤甚，晨起口干口苦，纳可，寐安，大便干，小便调。舌紫暗苔薄，脉弦细数。BP130/80mmHg。双下肢不肿。

中医诊断：胸痹。气阴两虚，痰浊内阻证。

西医诊断：冠心病（不稳定性心绞痛，PCI 术后）。

治法：益肾健脾，行气活血。

处方：

绞股蓝 10g	炙鳖甲（先煎）30g	丹参 20g	女贞子 20g
枸杞子 15g	知母 15g	钩藤 10g	瓜蒌 30g
天冬 10g	荷叶 15g	炙甘草 6g	

7 剂，水煎服，每日 1 剂，每日 2 次，每次 150mL。

二诊：2013 年 12 月 26 日。胸闷好转，仍觉气短，善太息，早饭后、晚饭前感觉明显，劳累后气短明显，心前区无明显疼痛，口干口苦，纳可，寐欠佳，多梦，舌暗红苔薄白，脉沉。

处方：

黄芪 30g	天冬 10g	五味子 10g	丹参 20g
绞股蓝 10g	百合 30g	玄参 20g	枳壳 10g
木香 10g	制首乌 5g	焦麦芽 20g	生龙骨 30g
炙甘草 10g	焦山楂 20g	焦神曲 20g	

7 剂，水煎服，每日 1 剂，每日 2 次，每次 150mL。

按语：患者阴虚津亏，出现口干口苦、大便干等症状，舌紫暗为有瘀之象。炙鳖甲、绞股蓝软坚散结，天冬、女贞子、枸杞益肾滋阴，丹参活血养心，知母、荷叶清热生津。现代药理研究显示女贞子、枸杞子降脂、抗凝、增强免疫、抗血小板聚集，起到保脉功效。"肾为先天之本""脾胃后天之本"，阮士怡教授主张通过调节脾肾功能，鼓动人体正气，以驱邪外出。故二诊中黄芪、绞股蓝益气健脾；五味子益肾敛阴，与制首乌共奏养心安神之效，又患者胸闷、善太息，予枳壳、木香行瘀阻之气，焦三仙健脾消食导滞。

案五　李某，女，73 岁。2014 年 6 月 5 日初诊。

患者主因间断胸痛 10 余年，加重半年就诊于门诊。患者近 10 年时于劳累后出现胸痛，休息可缓解。半年前于家中突发意识丧失，至当地医院抢救，急查心电图示心室颤动，遂行心肺复苏术及电除颤恢复意识后，查冠状动脉造影示前降支近段次全闭塞，于前降支植入支架 1 枚，术后症状平稳出院。既往高血压病史 13 年，糖尿病史 13 年，现血压、血糖控制可。现患者胸骨后隐痛伴背痛间作，近半年加重，每日均有发生，服用速效救心丸 8 粒后可缓解，时有心慌憋气，周身乏力，左侧头部麻木，寐欠安。舌红苔白，脉沉弦。

检查：近日查心电图示窦性心律，广泛 T 波低平。心肌酶未见异常。心脏彩超示主动脉硬化，左室壁节段性运动异常，主动脉瓣钙化，三尖瓣轻度反流，左室舒张功能减低。

中医诊断：胸痹。脾肾亏虚，痰浊痹阻证。

西医诊断：冠心病（稳定性心绞痛，PCI 术后），高血压病，糖尿病。

治法：益肾健脾，软坚散结，育心保脉。

处方：瓜蒌 30g　　　桂枝 6g　　　　　天冬 10g　　　五味子 10g

　　　丹参 20g　　　炙鳖甲 30g（先煎）　绞股蓝 10g　　枸杞子 15g

　　　钩藤 10g　　　葶苈子 10g　　　　泽泻 30g　　　前胡 10g

　　　炙甘草 10g

7 剂，水煎服，每日 1 剂，每日 2 次，每次 150mL。

二诊：2014 年 6 月 12 日。服药后胸痛次数减少，程度较前减轻，仍周身乏力。舌脉同前。

处方：续断 15g　　　　天冬 10g　　　川芎 10g　　　丹参 20g

　　　炙鳖甲 30g（先煎）　绞股蓝 15g　　刺五加 15g　　枸杞子 15g

　　　前胡 10g　　　　瓜蒌 30g　　　葶苈子 10g　　防己 10g

　　　黄连 10g　　　　知母 15g　　　泽泻 30g　　　海藻 10g

7 剂，水煎服，每日 1 剂，每日 2 次，每次 150mL。

药后再诊，症状平稳，未发胸痛，见效守方，继服 14 剂。

按语：本案患者年过七旬，脾肾渐衰，又 PCI 术后，耗伤气血，正气亏虚于内，表现为周身乏力、脉沉弦等症；PCI 术虽贯通闭塞血管，挽救心肌，但日久形成的痰浊瘀血仍痹阻胸阳，阻塞心脉，表现为胸骨后隐痛伴背痛间作、心慌憋气，舌苔白等症，扰及心神，则见夜寐欠安，故辨证为脾肾亏虚，痰浊痹阻证。阮教授基于心-脾-肾三脏一体观治疗冠心病，认为脾肾亏虚为本，渐生痰瘀为标，痰瘀日久，阻塞心脉，失于濡养，治以益肾健脾，软坚散结，育心保脉。首诊以软坚散结祛除实邪为主，方中绞股蓝、炙鳖甲、丹参为软坚散结、活血祛瘀之意，其中炙鳖甲咸寒，"善能功坚，又不损气"（《本草新编》）。天冬、五味子养阴润燥，益气生津，补肾宁心，枸杞子滋肝肾之阴，平补肾精，上三味共奏滋补肾阴之效。瓜蒌利气开郁，能导痰浊下行而奏宽胸散结之功，桂枝温通经脉，以养心育心。钩藤清热平肝，现代药理研究显示具有降压作用。葶苈子、泽泻利水渗湿消肿，前胡降气化痰。炙甘草补脾益气，调和诸药。二诊症状好转，仍有周身乏力，减少温通滋阴药物，加续断、刺五加以补肝肾强筋骨，增加软坚散结药海藻及活血行气药川芎以行气消瘀散结，加黄连、知母滋阴清热，防诸药过于温燥。全方充分体现了阮教授"心-脾-肾"三脏同调治疗冠心病的思路。

案六　王某，女，70岁。2013年10月31日初诊。

患者主因活动后气短间作3年余就诊于门诊。患者3年前因胸闷于当地医院诊断为冠心病，并置入2枚支架。现活动后气短，伴喘息，偶有胸痛，自服硝酸甘油可缓解。神疲乏力，小腹胀满发凉，四肢厥冷过肘膝，畏寒。口干口苦，咽中白痰不爽，纳差，胃中饱胀感，大便困难。寐欠安，易醒，需服艾司唑仑片方能入睡。平素自测血压140/90mmHg。舌暗紫，苔薄白。脉沉细。

中医诊断：胸痹。气阴两虚证。

西医诊断：冠心病（稳定性心绞痛，PCI术后）。

治法：益气养阴。

处方：

党参 15g	麦冬 10g	知母 15g	白芍 20g
淫羊藿 15g	肉苁蓉 15g	丹参 20g	制首乌 5g
川芎 10g	木香 10g	番泻叶 3g	火麻仁 15g

合欢花 10g　　　砂仁 6g

7 剂，水煎服，每日 1 剂，每日 2 次，每次 150mL。

二诊：2013 年 11 月 7 日。患者药后乏力好转，仍胸闷憋气，活动后气喘明显，前胸疼痛，本周发作 1 次。近日排气增多，大便干，日一行，自觉便后不爽，小腹坠胀，骶骨疼痛不适，纳可，腹胀，四肢逆冷，口苦缓解，夜间口干，寐可，夜尿 4 次。舌暗淡苔白腻，脉沉细。BP140/80mmHg。

处方：绞股蓝 10g　　炙鳖甲（先煎）30g　丹参 20g　　　　当归 10g

女贞子 20g　　　远志 10g　　　　石菖蒲 10g　　　知母 15g

制首乌 5g　　　火麻仁 20g

7 剂，水煎服，每日 1 剂，每日 2 次，每次 150mL。

三诊：2013 年 11 月 14 日。胸闷憋气乏力，心慌。喘息时背部疼痛，头晕，无耳鸣，燥热。食后胃脘胀满，腰酸腿疼，手足逆冷。口干口苦。纳差，寐欠安多梦，大便无力，夜尿 4~5 次。舌暗苔白腻，脉沉细数。BP130/80mmHg。

处方：瓜蒌 30g　　麦冬 10g　　　当归 10g　　　　　　丹参 20g

赤芍 15g　　　板蓝根 10g　　炙鳖甲（先煎）30g　女贞子 20g

知母 15g　　　制首乌 5g　　　泽泻 30g　　　　　火麻仁 10g

炙甘草 6g

7 剂，水煎服，每日 1 剂，每日 2 次，每次 150mL。

四诊：2013 年 11 月 21 日。活动后喘息甚，心前区满闷不舒，食后脘腹胀满，偶疼痛，口干，午后自觉更甚。纳可，寐欠安，多梦，大便日一行，夜尿 3~4 次。舌暗苔黄腻，脉沉。BP110/80mmHg。

处方：瓜蒌 30g　　天冬 10g　　　荷叶 15g　　　　　当归 10g

丹参 20g　　　绞股蓝 10g　　炙鳖甲（先煎）30g　制首乌 5g

知母 15g　　　葶苈子 10g　　泽泻 30g　　　　　吴茱萸 5g

枳壳 10g　　　火麻仁 10g　　酸枣仁 30g　　　　炙甘草 6g

7 剂，水煎服，每日 1 剂，每日 2 次，每次 150mL。

五诊：2013 年 11 月 28 日。患者喘息好转，近 1 周未发心绞痛，除走路活动外，无心慌。胁肋部不适，平躺时背部及胁肋部疼痛。少腹冷痛，腹胀，周身乏力，口干口苦。自诉服药后时有腹胀、反酸。纳可，寐安，大便 2 日一行，推行无力，便少。舌淡苔白腻，脉沉细。BP130/80mmHg。

处方：瓜蒌 30g　　　天冬 10g　　　葶苈子 10g　　　泽泻 30g

　　　当归 10g　　　丹参 20g　　　绞股蓝 10g　　　制首乌 5g

　　　浙贝母 15g　　　煅牡蛎 30g　　　炒莱菔子 10g　　　枳壳 10g

7 剂，水煎服，每日 1 剂，每日 2 次，每次 150mL。

六诊：2013 年 12 月 19 日。服药后症状减轻。现心前区疼痛次数减少，仅夜间发作一次，自觉胸骨后疼痛伴胸闷憋气。现时有心慌，胆怯易惊，时有胸闷憋气，食后胃脘胀满，不疼痛，无呃逆，时反酸，两胁部胀痛，小腹部隐痛，手足欠温，口苦好转，夜间时口干，无耳鸣。纳欠佳，寐欠安（服地西泮片 5mg）。舌红苔薄白裂纹，脉沉。

处方：桑寄生 15g　　　续断 15g　　　瓜蒌 30g　　　当归 10g

　　　丹参 20g　　　绞股蓝 10g　　　制首乌 5g　　　吴茱萸 5g

　　　黄连 15g　　　酸枣仁 30g　　　焦三仙各 10g　　　炙甘草 6g

7 剂，水煎服，每日 1 剂，每日 2 次，每次 150mL。

按语： 本案初期患者活动后气短，伴喘息，偶有胸痛，舌暗紫，苔薄白，脉沉细，为气阴两虚之证，治以益气养阴，方以活血保心丸组方为基础，方中党参、麦冬、知母益气养阴，知母、白芍养血活血；淫羊藿、肉苁蓉、制首乌温补肾阳；川芎、合欢花行气活络止痛，木香、砂仁理气健脾，助番泻叶、火麻仁利水通便，补养先天之本以助气血化生。患者服药后，症状较前好转，PCI 术后虽清除了部分"标"，但不能从根本上治疗"本"。胸痹之病因为脾肾虚损，肾为先天之本，脾为后天之本，二脏虚损而致气血虚衰；其病机为本虚标实，痰瘀互结，治疗上标本同治，益肾健脾、软坚散结以延缓动脉粥样硬化，阳气不振则发为胸闷憋气，遂用绞股蓝益气健脾、清热解毒，鳖甲滋阴潜阳、软坚散结；当归助麻仁活血通便；菖蒲、远志合用理气解郁，宁心安神；女贞子滋补肝肾。三诊仍余胸闷等症，在上述治法基础上加以补养心血药物以改善心脏功能、维持心肌对氧耗的供需平衡，见心慌、苔白腻、夜寐多梦、脉数等一派痰热之象，故用瓜蒌清热涤痰、宽胸散结；赤芍清热凉血；板蓝根清心胸之热；泽泻利水渗湿；炙甘草甘温益气，通经脉，利血气，缓急养心。四诊患者心慌、脉数症减，故去板蓝根，因见口干加荷叶；心前区满闷不舒，加枳壳理气宽中、行滞消胀；胃脘部偶疼痛加吴茱萸理气止痛；重用枣仁以宁心安神。五诊患者前症均好转，现症见心慌、胆怯易惊，为心胆气虚，方用桑寄生、续断滋补肝肾，黄连清心火，焦三仙顾护脾胃，寓意"先安未受邪之地"。六诊患者服药后诸症好转，故继前方益气健脾、软坚散结之大法服药治疗。在慢性疾病恢复阶段重康复、重养护，因此案中三诊至六诊以益肾健脾、育心保脉为主要治法。本案患者年过七旬，冠心病支架置入术术后3年，仍正气亏虚于内，又伴发痰瘀等病理因素，初期以益气养阴改善胸痹心痛症状，改善心肌供血供养维持心肌血供，中期益肾健脾软坚散结以治病求本，本于脾肾二脏的先后天之本功能，本于动脉内膜受损是动脉粥样硬化发生发展的关键环节，后期养阴育心，本于心之本体，维护心脏的功能，同时顾及女性以血为用的生理特点，将治病必求于本和心-脾-肾三脏同调治疗观贯穿整个治疗过程。

案七　刘某，男，54 岁。2012 年 9 月 13 日初诊。

患者主因背部不适 5 年余，加重 1 周就诊于门诊。患者近 5 年时有活动后背部不适，偶有疼痛，时心前区不适，久坐电脑前颈部酸胀僵直，腰背畏寒喜暖，足部湿疹频发，时潮热汗出，汗后畏寒加重，偶有头晕，头部右侧自觉胀闷感，纳可，寐差，易醒，大便干溏不调。舌质紫暗苔薄，脉左弦细，右沉弦。BP120/80mmHg。

辅助检查：心电图（2012 年 7 月 26 日）提示 ST 段及 T 波异常，前侧壁、下壁心肌缺血。甲状腺功能检测示抗甲状腺球蛋白抗体 77.8IU/mL，甲状腺过氧化物酶抗体 141.2IU/mL，均有升高。颅脑 MRI（2012 年 5 月 29 日）提示脑白质稀疏。心脏彩超（2012年6月22日）提示主动脉硬化，左室舒张功能减低，左室壁运动欠协调，三尖瓣返流Ⅰ度。

中医诊断：胸痹。心肾阳虚证。

西医诊断：冠心病（心肌缺血）。

治法：温肾助阳，行气止痛。

处方：茯苓10g   川芎10g   丹参10g   郁金10g

香附10g   补骨脂10g   五味子10g   葛根10g

当归10g   白芍20g   生龙齿（先煎）30g 紫石英20g

白蔻仁6g

7剂，水煎服，每日1剂，每日2次，每次150mL。

二诊：2012年9月20日。药后症减，未诉明显心脏不适症状，颈部及背部僵痛不适感好转。仍觉自汗频出，伴潮热感（上身明显），下肢及腰背部畏寒，若遇寒或进食冷食后即出现腹泻症状，不必服药得温则舒。自觉口渴，饮水可缓解。纳可，寐安，二便调。舌暗红苔薄白，脉沉细。

处方：当归10g   赤芍20g   茯苓15g   熟地黄15g

川芎10g   郁金10g   香附10g   补骨脂10g

山萸肉10g   泽泻30g   炙鳖甲（先煎）30g 海藻15g

生龙齿（先煎）30g 紫石英20g   白豆蔻6g   丹参20g

7剂，水煎服，每日1剂，每日2次，每次150mL。

三诊：2012年9月27日。患者自觉服药后症状减轻，尤以前四剂效果明显，9月25日出行劳累后汗出，头部轰震不适，无心前区不适，背部僵直、畏寒均大有改善，自汗，面部汗出较重，口渴欲饮温水，劳累后腰部隐痛，自觉易饥饿，疲乏，心慌，无憋气，纳可，寐欠安，易醒，大便每日1~2次，但觉不净。舌紫苔腻，脉沉细。

处方：当归10g   白芍20g   熟地黄10g   川芎10g

茯苓10g   郁金10g   香附10g   补骨脂10g

浮小麦30g   麻黄根10g   葛根10g   炙甘草10g

7 剂，水煎服，每日 1 剂，每日 2 次，每次 150mL。

四诊：2012 年 11 月 1 日。药后症减，后背沉重疼痛感消失，劳累时偶可见。现纳可，但胃中自觉发凉，喜热饮，少食易饥，时心慌、头晕，时有脑鸣，腰部畏寒伴酸痛感，小腿隐痛，晨起口干，自觉口气较重。晨起腹胀，大便日 2~3 次，不成形，便后不爽。夜间自觉胃中嘈杂不舒，嗳气不畅，影响睡眠，易早醒，醒后入睡难，每晚起夜 1 次。舌红苔黄腻，脉沉。

处方：炙黄芪 20g　　白芍 20g　　茯苓 10g　　白术 20g

　　　吴茱萸 3g　　黄连 5g　　浙贝母 15g　　生牡蛎 30g（先煎）

　　　沉香 5g　　厚朴 10g　　枳壳 10g　　炒莱菔子 10g

　　　五味子 10g

7 剂，水煎服，每日 1 剂，每日 2 次，每次 150mL。

五诊：2012 年 11 月 15 日。服药后症状减轻，劳累后偶有左肩胛骨隐痛，偶有憋气。自述服牛奶后肠鸣增多，大便不成形。四肢外侧发凉，时腰部冰冷。脑鸣消失，纳可，恶食凉饮，喜热，偶口干喜温，寐欠安，易醒，大便调，时不成形。舌暗红苔薄黄，脉沉细。

处方：当归 10g　　白芍 20g　　茯苓 15g　　川芎 10g

　　　厚朴 10g　　枳壳 10g　　吴茱萸 3g　　苍术 15g

　　　黄柏 10g　　五味子 10g　　酸枣仁 30g　　合欢花 10g

　　　诃子 10g　　白豆蔻 6g　　丹参 20g

7 剂，水煎服，每日 1 剂，每日 2 次，每次 150mL。

按语：患者腰背畏寒喜暖，为肾阳虚衰，若不能上济心阳，心阳衰则鼓舞血液运行之力减弱，气血不畅而发胸痹；入夜阳入于阴，阴不制阳，而寐难安。阳虚水液输布运化失常，可见足部湿疹频发，大便溏结不调。阳虚卫外不固，易汗出，喜暖畏寒。舌质紫暗，脉沉细亦可佐证此辨证。故治以温肾助阳，行气止痛。以川芎、郁金、香附、白蔻仁行气解郁，当归、丹参活血养血，葛根、白芍解肌止痛，龙齿敛汗，紫石英镇心安神，补骨脂、五味子平补肝肾。二诊患者胸背痛的症状明显好转，但仍遗留自汗畏寒，腹泻等命门火亏、下元虚衰的症状。故减去解肌的葛根、白芍，针对病本，加山萸肉、熟地黄、鳖甲等补肾固涩填精，以求远效。陈旧的病理产物如瘀血并非一日能去除，故仍以行气解郁活血之法巩固。三诊患者症状已轻微，针对自汗，用浮小麦、麻黄根敛汗之品，改赤芍为白芍，敛阴以助前药。四诊患者仍遗留胃部不适症状，故改用健脾理气之法，炙黄芪、白术、茯苓、五味子补脾益气，白芍、沉香、厚朴、枳壳、炒莱菔子理气宽胸，吴茱萸、黄连抑木扶土，浙贝、生牡蛎化痰软坚，共奏和胃理气健脾之功效。五诊仍健脾理气，增加酸枣仁、合欢花安神，白豆蔻化湿。

案八　李某，女，62岁。2013年8月15日初诊。

患者主因头晕间作5月就诊于门诊。患者近5月晨起及晚间血压升高，达170/90mmHg，起床活动后因体位改变血压自行下降至130/70mmHg，伴头晕。既往高血压病史18年，未规律服用降压药。偶有头痛，心慌，伴背部一过性刺痛，心前区持续闷痛。平素乏力，周身无力，甚至双眼睑无力，抬眼费力，畏寒恶风。纳少但有食欲，胃动力不足，时嗳气，寐差（需服艾司唑仑片），每晚可睡5小时，夜尿3次，大便秘结，服便通胶囊，日一行。舌紫苔白少津，脉弦缓。BP150/85mmHg。

中医诊断：眩晕。气血亏虚证。

西医诊断：高血压病。

治法：补养阴血，软坚散结。

处方：当归10g　　　赤芍20g　　　川芎10g　　　海藻15g

　　　绞股蓝10g　　女贞子20g　　枸杞子15g　　炙鳖甲（先煎）30g

　　　五味子10g　　淫羊藿10g　　沉香5g　　　细辛3g

　　　火麻仁10g　　生侧柏叶10g　仙鹤草15g

　　　7剂，水煎服，每日1剂，每日2次，每次150mL。

二诊：2013年8月22日。患者自觉服药后症状减轻，血压平稳，饭后胃脘部不适，自觉鸣响胀痛，嗳气，空腹时反酸，夜间睡醒时伴心慌汗出，下肢畏风，大便干燥较前缓解。纳可，寐欠安，需服艾司唑呛片，夜尿每晚3次，大便每日两行。舌暗苔白腻，脉弦细。BP150/80mmHg。

处方：黄精15g　　茯苓10g　　沉香10g　　乌药10g

　　　　藿香10g　　党参10g　　麦冬10g　　五味子10g

　　　　丹参30g　　细辛3g　　当归10g　　夏枯草10g

　　　　泽泻30g　　酸枣仁30g　砂仁6g

7剂，水煎服，每日1剂，每日2次，每次150mL。

三诊：2013年8月29日。患者自觉服药后症状减轻，近2日休息欠佳，劳累后自觉心慌，无胸闷，无憋气，无心前区疼痛，时伴有第四胸椎下疼痛，头晕，偶有视物旋转，晨起尤甚，偶有头痛，周身疲乏，双手不自觉颤动，近日加重。畏寒好转，口干欲热饮，眼干涩，无耳鸣。右侧腰部酸痛，无放射痛。近日焦虑、心烦。纳欠佳，偶有食后胃脘胀满，反酸，嗳气，无胃痛；寐欠安，易醒，夜尿3次，大便每日一行。舌红，苔白燥，脉弦细。BP130/80mmHg。

处方：当归10g　　绞股蓝10g　女贞子20g　　炙鳖甲（先煎）30g

　　　　枸杞子15g　制首乌5g　　天冬10g　　肉苁蓉10g

　　　　淫羊藿10g　丹参20g　　酸枣仁30g　焦三仙30g

7剂，水煎服，每日1剂，每日2次，每次150mL。

按语：本案患者年老体弱，五脏皆衰，脾肾亏虚，气血不足，痰浊凝聚发为眩晕；心前区闷痛，背部刺痛亦为痰瘀互结，不通则痛；乏力，畏寒恶风，纳少，大便秘结，舌紫苔白干腻，脉弦缓为气血亏虚所致；方中当归、赤芍、川芎养血活血，通络；海藻、绞股蓝、炙鳖甲软坚散结；女贞子、枸杞子、五味子、淫羊藿同用，益气养阴，平补肾阴肾阳；沉香、细辛温通血脉，调达疏郁；火麻仁润肠通便；侧柏叶、仙鹤草清热凉血。二诊时症状减轻，减少软坚散结药物，改用夏枯草清热泻火，散结消肿；黄精滋肾润肺，补脾益气；党参、麦冬、五味子益气固表，敛阴止汗；茯苓、泽泻，利水健脾，藿香芳香化湿浊，砂仁和胃醒脾，乌药温中散寒，同用温中化湿，行气利水，针对胃脘部反酸、腹胀等症状。三诊见效守方，胃脘症状好转，故减去化湿利水药物，而劳累后心慌明显，头晕、头痛，原方继用初诊软坚散结药物和滋补肾阴肾阳药物，加用肉苁蓉平补肾阴肾阳，枣仁宁心安神，焦三仙消食和胃。

案九　金某，女，74岁。2007年2月15日初诊。

患者因胸痛、憋气、头晕2年余，加重1周就诊。既往高血压及糖尿病均10余年。血压最高190/110mmHg，血糖最高13.6mmol/L。经西药治疗后，血压控制于130~150/70~80mmHg，血糖控制于7~9mmol/L。现患者心前区疼痛伴胸闷、憋气，活动后或饭后疼痛加重，每日发作1~2次，历时数分钟，同时伴后背疼痛、腰膝酸软、气短、头晕。舌暗红苔白微腻，脉弦滑。双下肢水肿（+）。

辅助检查：2007年2月10日心电图示室性早搏，ST-T段改变，左室高电压。

中医诊断：胸痹。脾肾亏虚，痰浊内滞证。

西医诊断：冠心病（心绞痛），高血压病，心律失常，2型糖尿病，心功能不全（心功能Ⅲ级）。

治法：益肾健脾，涤痰散结。

处方：
淫羊藿 10g	茯苓 15g	炙鳖甲（先煎）30g	海藻 10g
夏枯草 15g	半夏 10g	天竹黄 10g	丹参 15g
山萸肉 15g	红花 10g	巴戟天 10g	薤白 10g
葶苈子 6g	白豆蔻 10g	延胡索 15g	生龙齿 30g

7剂，水煎服，每日1剂，每日2次，每次150mL。

服药1周后，胸痛次数减少，疼痛程度减轻，每日或隔日发作1次。服药2周后胸痛基本消失，上方去延胡索。方药随证加减，患者持续服药，至2008年初诸症消失。复查心电图，亦有好转，无早搏，ST-T段改变略显好转。

按语： 患者体虚邪实，因年过七旬，肾气渐衰，肾阳虚衰，不能鼓舞阳气，导致脾阳亦虚。脾肾俱虚，脾失健运，肾失气化，水液代谢障碍，痰湿内生阻络，痹阻心脉而发病。治宜益肾健脾以扶正，涤痰散结以祛邪，活血通络以止痛，标本兼顾，终获良效。特别应该注意的是，该类患者勿以疼痛的程度来定轻重，由于合并糖尿病，故有相当一部分患者症状并不明显，当详加辨识，以免贻误病情。

案十　刘某，女，70岁。

患者因心中悸动不适、胸闷、气短乏力、时有眩晕1年余，近期加重入院。1年前突然心中不适，冷汗出而晕厥，四肢逆冷，持续15分钟后症状缓解，超声心动图提示为主动脉硬化；心电图提示心律不齐，心动过缓。经服异丙肾上腺素、硝酸异山梨酯片、双嘧啶胺醇、维生素等药物及中药后症状缓解。半年前因外出劳累，自觉眩晕，心中不适，测血压100/80mmHg，因心动过缓（45~59次/分）而入院治疗。服用阿托品、维生素C、复合维生素B等药好转。现觉心中不适，眩晕，纳呆，寐少梦多，体倦乏力。舌干红有裂纹，苔白腻，脉结代。

中医诊断：胸痹。气阴两虚，痰浊内滞证。

西医诊断：冠心病，心动过缓伴心律不齐。

治法：益气养阴，涤痰散结。

处方：党参15g　麦冬10g　五味子10g　丹参20g
　　　苦参20g　茯苓20g　夏枯草20g　陈皮10g
　　　茵陈20g　生黄芪15g　延胡索10g　炙鳖甲（先煎）20g
　　　何首乌20g　柏子仁10g

7剂，水煎服，每日1剂，每日2次，每次150mL。

服药半月后心悸、心前区不适较前明显好转，心率62次/分，时有心律不齐。共服药60剂，心率增至68~70次/分，未见心律不齐。

按语： 本证属中医学的心悸、怔忡、眩晕、昏厥等范畴。心悸气短、胸闷乏力、脉结代为气阴两虚；脾失健运，中焦生化受阻，则气少，故见眩晕、四肢乏力，甚则昏厥，治以益气养阴的生脉散、生黄芪、何首乌之类，心律恢复正常。现代医学认为应用以上诸药可改善冠脉血液循环，使心肌及心脏供血好转，心律及心率恢复正常。

案十一　宋某，女，47岁。2014年3月初诊。

主因心前区不适伴心悸1年前来就诊。患者自诉2013年因劳累、情绪波动引起心慌，胸闷憋气、心前区及后背疼痛，饥饿或饱食后疼痛加重。头晕，左侧肢体疼痛，腰痛，纳可，寐欠安，二便调。患者面色如常，叙述病情时常言及其母患有冠心病，似有不安，舌淡红苔白，脉沉细。血压120/80mmHg。心电图示房室结性律。心脏彩超无异常。

中医诊断：胸痹。脾虚气滞证。

治法：健脾保脉。

处方：茯苓15g　　　白芍20g　　　炙黄芪20g　　　当归10g

郁金10g　　　延胡索10g　　　沉香6g　　　丹参20g

炙甘草10g　　　香附10g

7剂，水煎服，每日1剂，每日2次，每次150mL。

按语： 患者有胸闷憋气、心前区及后背疼痛等胸痹的典型症状，但目前没有典型心绞痛发作史。故应属于中医胸痹的范畴，加之患者正处于更年期，胸痹症状受情绪影响较大，故将此列为冠心病未病期的患者。更年期是女性健康的分水岭，如果调适不当，则会导致老年期多病。故应当以保脉法加以预防。

患者心脏症状多因劳累或情绪波动引起，饱食和饥饿后均有加重，情绪波动会导致气机逆乱、肝郁气滞，劳累和饥饿会出现气虚，饱食则可能影响脾气，出现气滞。因此，此患者的症状总体与气机失调相关。其左侧肢体疼痛而右侧如常，或属气血不畅，或因更年期引起的特殊症状，故应兼以和血之法。

综上所述，本患者以健脾保脉法培补心气，调气舒脉，清化血浊，兼以活血之法治之。因患者尚属于冠心病未病期，需长期服药加以预防，故用药宜少宜精。方中炙黄芪培补心气，郁金、香附调气舒脉，茯苓健脾化浊，三法合用共奏育心保脉之功；延胡索、沉香调气止痛；当归、白芍调血养血，丹参活血化瘀，三药共用以达和血而解更年期诸症的作用；炙甘草调和诸药，全方共奏育心保脉之功。

临证中使用育心保脉法时，也要关注患者证候，辨证立法处方，切忌堆砌药物。更年期女性患者往往症状多变，甚至难以辨证，此时不可忽视血在女性生理病理中重要作用。

案十二　李某，女，73岁。2014年6月5日初诊。

以间断胸骨后隐痛不适17年，加重半年前来就诊。诉2013年12月19日下午突感胸痛，遂意识丧失，前往天津医科大学总医院就诊，时心电图示心室颤动，经抢救后行急诊PCI术，于前降支置入支架1枚。既往高血压病史13年，糖尿病病史13年，现血压、血糖控制达标。患者时感胸闷、憋气，心前区及后背疼痛，常伴有心悸，时口干口渴，纳少，寐欠安，二便调。舌红苔白，脉沉缓。

辅助检查：心脏彩超示主动脉硬化，左室壁节段性运动异常，主动脉瓣钙化，三尖瓣轻度反流，左室舒张功能减低。心电图示窦性心律，QRS低电压，广泛T波低平。

中医诊断：胸痹。痰瘀互结证。

西医诊断：冠心病。

治法：软坚散结，益肾育心。

处方：瓜蒌30g　　桂枝6g　　　　　前胡10g　　丹参20g

五味子10g　　枸杞子15g　　　天冬10g　　钩藤10g

绞股蓝10g　　炙鳖甲（先煎）30g　泽泻30g　　炙甘草10g

7剂，水煎服，每日1剂，每日2次，每次150mL。

医嘱：监测血压血糖，调理情绪。

按语：患者曾有心梗病史，虽已置入支架 1 枚，但仍有胸闷、憋气，心前区及后背疼痛，故仍属中医胸痹范畴。患者心梗后虽已置入支架，但心脏彩超仍显示室壁节段性运动异常，可见心肌已经受损；且患者高血压、糖尿病病史已达 10 年以上，可以推测其余未置入支架的冠状动脉也存在动脉粥样硬化斑块。故应以软坚散结，益肾育心法，预防心室重构和心衰的发生，以及心梗的再次发生。

患者现仍有胸闷、憋气，心前区疼痛伴背痛等心脏症状，且伴有心悸，应属心阳不振为阴所乘；胸闷、憋气应为阴盛而胸中痰滞无以化所致。患者糖尿病史十余年，且有口干、口渴症状，故益肾之品宜选滋肾阴之药。患者冠状动脉其他分支仍有动脉硬化斑块，故仍以软坚散结之法治疗冠脉病变。

方中桂枝通心阳，瓜蒌、前胡化胸中痰滞，以解患者胸闷憋气之感，同时起到育心作用，预防患者进一步发展为心力衰竭。五味子补肾宁心，枸杞滋补肾阴，天冬滋肺肾之阴，三药共用滋补肾阴，抗衰而保脉，同时治疗糖尿病引起的口干口渴。鳖甲、绞股蓝软坚散结，丹参活血化瘀，三药并用治疗冠心病之脉道不畅，以解患者心前区及后背疼痛，泽泻利水除血中之浊，炙甘草调和诸药。全方共奏软坚散结，益肾育心之功，以预防心衰之变。

临证中育心保脉法不仅用于冠心病初期，对于心梗及严重冠心病有心衰倾向者也可酌情使用，起到既病防变的作用。

案十三 李某，女，76 岁。2013 年 5 月 9 日初诊。

患者以心前区及背部疼痛 7 年前来就诊。患者自述无明显诱因心前区疼痛放射至背部，偶有胸闷、憋气，曾有医院建议心脏搭桥术，患者拒绝。时有头晕，偶头痛，双目胀痛干涩，偶有耳鸣，周身乏力，食后胃脘胀满，空腹时偶有胃痛，喜按。纳差，寐欠安，夜尿每晚 3~4 次，大便 1~2 行/日，便溏，时有腹泻。舌暗苔黄厚，脉弦数。BP110/70mmHg。

中医诊断：胸痹。脾肾两虚证。

治法：益肾健脾，软坚散结。

处方：炙鳖甲 30g（先煎）　海藻 10g　　绞股蓝 10g　　丹参 20g

　　　川芎 10g　　　　　沉香 5g　　　女贞子 20g　　枸杞子 15g

　　　五味子 10g　　　　酸枣仁 30g　　茯苓 10g　　　诃子肉 10g

　　　砂仁 6g

　　　7 剂，水煎服，每日 1 剂，每日 2 次，每次 150mL。

按语： 患者曾被建议行搭桥手术，可见是诊断较为明确的冠心病，符合阮士怡教授的脉道"癥积"理论，采用益肾健脾，软坚散结法。

患者年逾古稀，有头晕、耳鸣、双目干涩的症状，故应考虑年老肾阴虚。患者食后胃脘胀满、疼痛、喜按、便溏，可见有脾虚之证。脾虚不能运化水谷，反生痰浊，郁而化热，可见舌苔黄厚。患者存在冠心病的明确诊断，当以软坚散结法化脉中"癥积"，加之患者舌暗苔黄厚，故以活血散结，少佐清热。因患者本有脘腹不适、便溏，故即便有舌苔黄厚，也不宜大剂量使用清热之品。

综上所述，本患者适用于益肾健脾，软坚散结法，处方应注意活血与小剂量清热药合用。方中女贞子、枸杞子滋补肾阴，以资助正气防治冠状动脉内皮损伤，同时治疗患者肾阴虚的症状。茯苓健脾运、化痰浊，诃子肉涩肠止泻，砂仁醒脾开胃化湿，三药并用，以治疗患者脾虚泄泻，脘腹胀满，并协同补脾，以资助正气。丹参活血化瘀，川芎理气活血且善治头目之疾，以疗患者头晕头痛之症，沉香理气，三药并用以奏理气活血散结之功。鳖甲滋阴散结，海藻咸寒软坚，绞股蓝清热软坚兼有降脂作用，三药合用软坚散结。五味子、枣仁滋阴养心安神，以助睡眠。睡眠不佳往往会引起患者不适加剧，甚至引起心绞痛的发作，故凡兼见夜寐欠安者，都应该酌情治疗。

本案提示虽同为益肾健脾，软坚散结法，但益肾有阴阳之别，散结有活血、祛痰、清热之分。临证之时仍要具体辨证。

对于冠心病患者，除了关注其冠心病相关症状外，还应着重注意患者情绪、睡眠、饮食等问题，以期全方位调护，更好地达到治疗效果。

案十四　马某，男，58 岁。2014 年 5 月 22 日初诊。

患者因心前区疼痛间作 1 年余就诊。患者 1 年前因心绞痛频发，于某心血管医院行支架术，置入支架 1 枚，具体位置不详，现服用阿司匹林肠溶片、硫酸氯吡格雷片、单硝酸异山梨酯片、瑞舒伐他汀片。其后心绞痛仍间断发作，并出现双下肢水肿，活动后喘息。口干，纳可，寐安，二便调。舌暗红苔薄白，脉缓。

高血压病史 5 年余，现口服降压药，血压控制达标。

中医诊断：胸痹，水肿。水瘀互结证。

西医诊断：冠心病，心绞痛。

治法：软坚散结，利水强心。

处方：绞股蓝 10g　　炙鳖甲 30g（先煎）丹参 20g　　　海藻 10g

　　　葶苈子 10g　　泽泻 30g　　　　女贞子 20g　　枸杞子 15g

　　　猪苓 15g　　　川芎 10g　　　　白茅根 30g　　瓜蒌皮 30g

7 剂，水煎服，每日 1 剂，每日 2 次，每次 150mL。

按语： 患者活动后喘息，既往无肺部相关病史，且患者是在心绞痛频发行支架术后出现水肿，故考虑与心功能欠佳相关，但因未查心脏彩超，故难以确诊。根据患者现双下肢水肿，活动后喘息，结合病史辨证为心肾阳虚证。患者心阳虚衰，阳虚水泛，水气上犯凌心，则出现胸闷气喘等症状。治疗当首先考虑冠心病心前区疼痛，并根据辨证，采取强心利尿的相关治法。

对于冠心病，阮士怡教授认为动脉粥样硬化斑块是痰结于脉管，故提倡祛痰散结之法。方中绞股蓝健脾化痰，并有降低血脂、血糖的作用，鳖甲、海藻软坚散结，三药合用，共奏健脾化痰，软坚散结，活血化瘀之功，以治疗患者冠状动脉粥样硬化斑块之根本。丹参活血，川芎活血理气，二药以活血而疗患者目前心前区疼痛之症。瓜蒌皮化痰宽胸，能解患者胸痛之苦。葶苈子泻肺平喘，利水消肿，现代药理研究显示本药具有强心作用，故以本品强心利尿，以解患者活动后喘息之苦。泽泻、猪苓利水消肿，白茅根清肺利尿，在治疗水肿同时，能够泻肺之水气，三药合用以解患者双下肢水肿，以助解决患者喘息之症。女贞子、枸杞子滋补肝肾，以解患者消渴所致的口干渴症状。

本案提示，在疾病治疗过程中，一定要注意详查病史，找到疾病的根本原因，本病的根本原因在于冠心病，是因冠心病引起的相关水肿症状，故在治疗中，仍以冠心病相关用药为主，体现了中医"治病求本"的基本思想。对于心衰所致"水肿"，阮士怡教授强调治病求本，心强肿自消。故在治疗上借鉴中药药理的研究成果，使用具有显著强心作用的中药治疗心衰所致各种症状。

二、风心病

案一　患者某，男，37 岁。1982 年 10 月 26 日初诊。

诉 3 年前劳累时心慌气短，伴四肢关节疼痛，经某医院诊断为风湿性心脏病。近 1 年症状逐渐加重，下肢浮肿，行动时呼吸困难。经某医院给予洋地黄类药物，病情缓解。两周前，因劳累感寒，咳喘不能平卧，汗出不止，舌淡胖大苔白腻，脉细数无力。

查体：端坐呼吸，面色苍白，口唇紫绀，听诊心脏向左扩大，心尖搏动弥散，心律不齐，心率 120 次 / 分，心尖部可闻明显收缩期吹风样及舒张期隆隆样杂音。两肺底可闻及湿啰音。触诊肝在右肋下 4cm，脾不大，腰骶及两下肢明显指凹性水肿。

中医诊断：心衰。心肾阳虚，阳微欲脱证。

西医诊断：风湿性心脏病，二尖瓣关闭不全及狭窄，心律失常，心力衰竭，心功能Ⅲ级。

治法：回阳救逆。

处方：红参 15g　淡附片 15g　石菖蒲 3g　黑锡丹 1.5g（送服或入煎）

进药后喘息略平，汗出亦减，小便量增，继服 3 剂，气短明显好转，手足已温，5 天后身肿消失，能平卧，面色转润。原方减黑锡丹，加琥珀粉 1.5g

（冲），丹参15g，沉香6g，服20剂，肝脏明显缩小，心率减慢，以养心复脉、活血化瘀法善后。

按语： 脉症病史合参，患者为心肾阳气衰微，肾不纳气，阴寒内盛，阳气欲绝，病属危象，拟用回阳救逆法。

案二　患者某，女，47岁。1984年9月12日初诊。

患者诉6年前出现关节游走性疼痛，劳累后心慌气短，逐渐加重，咳痰夹血，难平卧，动则气短汗出，四末欠温。脉沉细数而不齐，舌胖淡紫暗有瘀斑。BP110/80mmHg。

查体：急性病容，端坐呼吸，面色苍白，口唇紫绀，心向左侧扩大，心尖搏动位于左锁骨中线外2cm，心率128次/分，律不齐，心尖区可闻及响亮收缩期吹风样及隆隆样舒张期杂音。腹部有移动性浊音，肝下缘在右锁骨中线肋下5cm。脾不大，腰及两下肢明显指凹性水肿。

中医诊断：心衰。气阴两虚，瘀血阻络证。

西医诊断：风湿性心脏病，二尖瓣闭锁不全及狭窄，心力衰竭，心功能Ⅲ级，心律失常。

治法：益气养阴，活血化瘀。

处方：红参6g　附子6g　琥珀粉0.6g（冲服）　丹参30g　红花15g

服三剂，咳血止，尿量增，再3剂，诸症减，能平卧。10日后病情稳定，心衰基本恢复。心肾阳气得复，脉行有利，四末温和。原方加味，量酌减至收功。

按语： 患者心悸气短、咯血、紫绀、四末欠温，脉来细数不齐，系心肾阳衰，坎离失济，虚阳浮越，灼伤肺腑，肺失肃降，水道失调，气虚络脉瘀阻，治以回阳行气活瘀。

案三　李某，女，55岁。1980年3月20日初诊。

患者1972年因劳动后心悸气短，下肢浮肿，在某医院诊为风心病、二尖瓣狭窄。分别于 1975 年、1977 年、1979 年 3 次出现心衰，服地高辛可缓解。近日再次出现心悸，气短，活动后加重，下肢浮肿，服用地高辛疗效不明显，并入院。

查体：口唇紫绀，颈静脉怒张，两肺底可闻及少许湿啰音。心尖搏动于胸骨左侧第 5 肋间锁骨中线外 1.5cm 处，心尖部可闻及双期杂音，心律不齐，心率 120 次 / 分。肝脏肋下 6cm，剑突下 8cm，质中等硬度，腹部有移动性浊音。双下肢指凹性水肿。舌质暗，脉沉细结代。

中医诊断：心衰。脾肾阳虚，水湿泛滥证。

西医诊断：风心病，心衰。

治法：温肾健脾，化气利水。

处方：淫羊藿 10g　　肉桂 6g　　　茯苓 15g　　　苍术 15g
　　　五加皮 10g　　丹参 24g　　　红花 15g　　　泽泻 30g
　　　猪苓 30g　　　苦参 12g

15 剂，水煎服，每日 1 剂，每日 2 次，每次 150mL。

15 剂后，心悸明显减轻，咳喘消失，下肢浮肿消退，舌紫暗较前减轻。继服原方加水红花子 10g，大腹皮 15g，以巩固疗效。治疗 1 月余，口唇无紫绀，能平卧，肝有轻度肿大，腹水征消失，下肢不肿。

案四　王某，男，45 岁。1987 年 11 月 24 日初诊。

患者因心悸、气短 25 年，加重 2 个月就诊。现患者胸闷憋气于活动后加重，时有双下肢浮肿，纳少寐差，周身乏力，大便干燥。舌体胖大，舌质暗红，苔少，脉结代。

辅助检查：胸片示风心病，伴两肺淤血；心脏彩超报告风心病，二尖瓣狭窄；心电图示心房纤颤；肝功能正常；尿蛋白（+++），甘油三酯 2.99mmol/L。

中医诊断：心悸。气阴两虚，瘀血阻滞证。

西医诊断：风心病，房颤，心功能不全。

治法：益气养阴，活血化瘀。

处方：太子参 15g　　麦冬 10g　　五加皮 6g　　丹参 10g

　　　刘寄奴 10g　　泽泻 20g　　马鞭草 10g　　茯苓 10g

　　　陈皮 10g　　　砂仁 6g　　　贝母 15g　　　竹茹 10g

　　　50 剂，水煎服，每日 1 剂，每日 2 次，每次 150mL。

按语：以上 2 例均为风湿性心脏病，或有心衰，特别是顽固性心衰，是因机体虚弱、气血耗伤、脏器功能低下所致，表现为心悸、气短、浮肿、脉结代，以心肾阳虚或心肾气阴两虚为本。由于心肾虚损，或心之气阴不足，累及肺、脾、肝。波及肺，则导致肺失清肃而发咳喘，倚息不得卧，甚则伤及肺络而咯血痰，可在主方基础上，选加肃肺、平喘、利湿之品，如杏仁、桑白皮、葶苈子等；伤及脾，则脾阳不振，脾虚气滞而发腹胀、便溏等，可选用茯苓、猪苓、白术等；心肾虚损累及肝，则肝失疏泄，导致气滞血瘀或为癥瘕，故以温补心肾、益气养阴为主，在生脉散的基础上加用活血化瘀及软坚化瘀之品，如丹参、红花、刘寄奴、马鞭草、夏枯草、三棱、莪术等，此为心肝同治法。此类患者长期服用洋地黄易蓄积中毒，经中药辨证施治后，可逐渐减少洋地黄用量，甚至停用。

三、心肌炎

李某，女，25 岁。2002 年 3 月 3 日初诊。

患者因心悸、疲乏无力 2 年余，加重 1 个月就诊。患者自幼易患扁桃体炎，常发烧、咽痛。1 个月前因外感而发热，体温高达 39℃，伴喉痛，咽干，咳嗽，咯白痰，动则心悸，气短，全身疲乏无力，纳呆。经用西药数日，热退，咽痛消失，咳嗽好转。但仍疲劳乏力，时感心悸，动则汗出，下午尤甚。患者身体消瘦，面色苍白，慢性病容，形寒肢冷，体力活动稍大即感心悸、气短、体力不支。舌淡红，苔白，脉弱。

辅助检查：血常规：淋巴细胞 48%；心肌酶、尿常规未见异常；胸片未见病理性改变。

中医诊断：心悸。心阳不振证。

西医诊断：病毒性心肌炎。

治法：温补心阳，安神定悸。

处方：党参 10g 黄芪 10g 麦冬 15g 丹参 15g

何首乌 30g 鹿衔草 10g 功劳叶 10g 女贞子 15g

牛蒡子 10g 炙甘草 10g

7 剂，水煎服，每日 1 剂，每日 2 次，每次 150mL。

原方加减，服药 3 个月，自述心悸消失，体力大增，能正常工作，一年后随访育有一子，身体无恙。

按语：患者自幼多病，损伤心阳，心失温养，故常心悸不安；心阳衰弱，不能温煦肢体，故而出现形寒肢冷。病毒性心肌炎常发生于小儿，有 20 余种病毒均可致心肌炎，但大多数处于潜伏状态而不出现症状。但当身体遇到发热、缺氧、细菌或病毒感染、高度疲劳、精神创伤、手术、长期应用激素等原因，机体抵抗力下降，促发本病。阮士怡教授认为，心肌炎后遗症患者颇多，受当时医疗条件限制，多无客观指标，仅仅时常感到疲劳不适、耐力降低、失眠、纳少等症。约 95％ 以上的小儿因经常患有上呼吸道感染，继而造成心肌损伤，不过多为轻度，不显病态，以至成年后常感到疲劳、心悸、失眠、头晕等全身不适症状，而各种化验、器械检查均无异常。

第二节 非心系疾病

一、萎缩性胃炎

宗某，男，54 岁。1997 年 12 月 6 日初诊。

患者因上腹疼痛伴嗳气 2 月余，加重 2 天就诊。患者无明显诱因上腹疼痛，空腹加重，伴反酸、嗳气、纳呆、大便尚调，无黑便史。

查体：腹平软，肝脾未及肿大，上腹部有轻度压痛。1997 年 12 月行胃镜检查，示胃窦部黏膜皱襞粗糙，色泽红白相间，分泌物不多，幽门部无异常，诊为慢性胃炎。病理结果示（胃窦部）中度萎缩性胃炎，中度肠化。患者时而嗳气，体质较弱，面色不华。舌暗干红少苔，脉沉细。

中医诊断：呃逆。胃阴亏虚，瘀血停滞证。

西医诊断：萎缩性胃炎。

治法：养阴益胃，活血化瘀。

处方：沙参 15g　　　麦冬 15g　　　枸杞子 15g　　　赤芍 15g

　　　丹参 15g　　　茯苓 15g　　　黄芪 10g　　　　半夏 10g

　　　陈皮 10g　　　延胡索 15g　　甘草 10g　　　　炒莱菔子 6g

　　　7 剂，水煎服，每日 1 剂，每日 2 次，每次 150mL。

嘱患者注意饮食卫生，食后稍事休息以后再用脑力，戒烟酒辛辣及不易消化食物。上方随证加减服药 4 个月，1998 年 3 月 23 日复查胃镜，病理结果示慢性浅表性胃炎、轻度萎缩性胃炎，肠化消失。

按语： 患者体质虚弱，平日饮食不节，食无定时，饥饱无度，食后立即工作，影响胃肠消化。胃失濡养，故胃痛隐隐；脾胃运化失常，故食纳较差；肌肉筋脉失其温养，故面色不华；反酸、嗳气乃胃失和降所致，治以滋养胃阴，化瘀降逆，配消食之品以助胃之消化功能。诸药合用，切中病机，病情得以好转。

二、膈肌痉挛

裴某，男，83 岁。2005 年 12 月 8 日初诊。

患者因呃逆频作 8 个月而就诊。患者于 8 个月前突发呃逆不止，无论白天黑夜均发作，与饮食、情绪等均无关系。但因经常呃逆，患者饮食减少，夜寐欠佳，多方求治无效。望诊未见异常，情绪尚稳定，一般情况尚可，但患者不喜言语，语音低沉，呃声低弱，纳少，大便正常。舌淡红，苔白，脉弦细。既往无胃痛及其他病史。

中医诊断：呃逆。胃虚气逆证。

西医诊断：膈肌痉挛。

治法：益气和胃降逆。

处方：党参 10g　　白术 12g　　丁香 10g　　吴茱萸 6g

柿蒂 10g　　丹参 15g　　沉香 10g　　旋覆花 10g

代赭石 30g　　炙甘草 10g

4 剂，水煎服，每日 1 剂，每日 2 次，每次 150mL。

二诊：诉服药后呃逆时断时止。原方加黄芪 10g，菖蒲 15g，川芎 10g。4 剂。

三诊：呃逆基本停止，但仍间断发作，持续时间较前缩短。原方加淫羊藿 10g，巴戟天 10g，服药 3 个月后呃逆痊愈。

按语：古人称本病为"哕"，至《景岳全书》始定哕为呃逆之症。呃逆由胃气上逆动膈而成。本患者年逾八旬，脾胃虚弱，胃失和降，加之病深及肾，肾气失于摄纳，引起胃气上乘，故而呃逆不止，呃声低微无力，手足不温，舌淡苔白，脉象细弱。此外，八旬老人应考虑脑动脉硬化，供血不足，而引起膈神经的变化，使膈肌抽动，故在治疗中除益气和胃降逆外，又加温肾补脑、健脑活血之剂。

三、老年抑郁证

患者，女，68 岁。2014 年 2 月 13 日初诊。

患者因情绪低落，兴趣减退 1 年余就诊。1 年前血压升高，最高达 170/100mmHg，服用非洛地平每日 5mg，血压维持在 140/80mmHg 左右。3 个月前因劳累血压升高，服用降压药后仍高达 160/95mmHg，头晕耳鸣，入睡困难、多梦易醒，担心血压升高引发中风，渐至出现精神抑郁、不愿与人接触、心烦急躁，失眠症状加重，每晚仅睡眠 3~4 小时，饮食减少，体重下降明显。颅脑 MRI 检查未见明显梗死灶，已排除冠心病、糖尿病、甲状腺等内科疾病，多次调整降压药物及加大降压药用量后血压仍随情绪波动。

刻诊：精神抑郁，情绪低落，兴趣减退，心烦急躁，燥热汗出，五心烦热，失眠健忘，眩晕，腰酸耳鸣，心悸，口干，纳少呃逆，小便短赤，大便干。舌红、苔少，脉细数。

中医诊断：郁证。肝肾阴虚，心神失养证。

西医诊断：老年抑郁症，高血压。

处方：

玄参 30g	百合 30g	枸杞子 10g	女贞子 15g
五味子 10g	天冬 10g	白芍 10g	当归 10g
知母 10g	栀子 10g	巴戟天 10g	川楝子 10g

14 剂，水煎服，每日 1 剂，每日 2 次，每次 150mL。

二诊：2014 年 2 月 28 日。抑郁、心烦情绪较前改善，时有燥热汗出，失眠多梦，仍常担心血压会升高，二便调，原方加酸枣仁 30g，继服 14 剂。并嘱患者放松心情，调畅情志，适量增加户外活动。

三诊：2014 年 3 月 15 日。诸症明显减轻，失眠改善，每晚可睡眠 5~6 小时，饮食增多，腰酸、耳鸣明显缓解。继服二诊方 2 个月余后患者郁闷、心烦症状明显缓解，体重有所增加，血压维持在 140/80mmHg 左右。

按语：本案患者年近七旬，肝肾阴虚，加之郁火暗耗营血，阴虚火旺，阴不涵阳，则发郁病；营血亏虚，心失所养则心神不安，出现心烦急躁、心悸、失眠健忘；阴虚火旺，则见燥热汗出、五心烦热；腰为肾之府，肾开窍于耳，肾阴亏虚，则见腰酸耳鸣；阴虚火旺，胃失和降，则纳少呃逆；阴虚火旺，肠道津液亏虚，则见小便短赤、大便干；舌红苔少、脉细数皆为肝肾阴虚之象。治疗予以滋补肝肾、养心安神之法，方中重用玄参、百合为君，滋阴清热，养阴生津；枸杞子、女贞子、五味子为阮士怡教授自拟三子补肾养心汤，以滋补肝肾之阴而养心阴，亦寓滋水涵木之意及达滋肾水以泻心火之效，临证常将三者相伍用于肝肾阴虚患者；白芍、当归养血滋阴柔肝；天冬养阴清热，润肺滋肾；栀子善清三焦之火，尤善清心热除烦；疏肝泄热、理气止痛之川楝子用于大队滋阴养血药中，以复肝之条达之性。补肝与疏肝相结合，以补为主，使肝体得养，而无滋腻碍胃遏滞气机之虞，且无伤阴血之弊。二诊加用酸枣仁补肝、宁心、敛汗、生津、安神。综观全方，以滋补心肝肾之阴治其本，疏肝泄热理气治其标，阴阳气血同调，阳中求阴，共奏滋补肝肾、养心安神之功。

四、失眠

案一　患者，男，81岁。2012年10月4日初诊。

患者因失眠伴眩晕5年余就诊。患者5年前无明显诱因出现入睡困难，呈进行性加重，服用艾司唑仑片2mg仅能入睡2~3小时，伴头晕昏沉，健忘恍惚，双下肢无力，腰酸腰痛，耳鸣。胃脘部不适，纳差，夜尿频、每晚四五次。舌淡，脉沉细。血压130/80mmHg。

中医诊断：不寐。肝肾不足，心神失养证。

西医诊断：失眠。

治法：滋补肝肾，养血填精。

处方：

桑寄生20g	川芎10g	山萸肉10g	白芍20g
知母10g	五味子10g	牛膝10g	丹参20g
女贞子20g	酸枣仁10g	合欢花10g	白豆蔻6g

7剂，水煎服，每日一剂，每日两次，每次150mL。

二诊：2012年10月11日。患者失眠未见明显好转，仍头晕昏沉，双下肢无力，腰部酸沉不适，纳差。

处方：

桑寄生20g	川芎15g	山萸肉10g	白芍20g
淫羊藿10g	绞股蓝10g	蒲黄10g	枳壳10g
木香10g	砂仁6g		

14剂，水煎服，每日1剂，每日2次，每次150mL。

三诊：2012 年 10 月 25 日。患者失眠、头晕昏沉症状较前减轻，服艾司唑仑片可安睡 5 小时，食欲较前好转。二诊方去枳壳、木香、砂仁、蒲黄，加女贞子 20g，五味子 10g，麦冬 15g，丹参 20g，赤芍 20g，肉苁蓉 15g，知母 10g，吴茱萸 3g，炙甘草 6g。服用 14 剂后患者诉无需安眠药可安睡 5 小时，头晕昏沉较前明显减轻，腰部酸沉等症状好转，守方 14 剂巩固疗效。

按语： 久病沉疴，非一日之害，固本培元，非一日之功。本案患者年逾八旬，肝肾已亏，阴液不足，阴虚火旺耗伤营血，心失所养则神不守舍发为不寐，头晕昏沉亦为肾亏脑髓失养之故。首诊中用大量滋补肝肾药配伍养心安神之品，佐丹参活血理气，化瘀滞日久之气血，则阴生阳长，恢复平衡。二诊中患者头晕、失眠伴乏力、纳差，仍以补益肝肾为主，佐绞股蓝益气健脾，扶助正气，枳壳、木香、砂仁等理气和中。三诊时诸症好转，去理气之品，仍以滋阴补肝肾为法，二至丸加桑寄生、五味子、麦冬、肉苁蓉、吴茱萸滋补肝肾，阴阳并调；丹参、赤芍、川芎活血化瘀。肝肾久亏，不可峻补，治当缓图，才能取得最佳疗效。

案二 患者，男，30 岁。2014 年 6 月 12 日初诊。

患者因失眠间作 12 年余就诊。患者自 18 岁起因学习压力出现失眠，自服强效安眠药仍入睡困难。头部刺痛，前额尤甚，每于失眠后症状加重。6 个月前无明显诱因右侧肢体失去知觉，查头部 MRI 示左侧内囊后支急性缺血性脑梗死；经颅彩色多普勒示基底动脉血流速度增快，可疑左侧椎动脉闭塞；颈动脉彩色多普勒示左侧椎动脉流速明显减低，阻力指数明显增高。

刻诊： 入睡困难，头部刺痛，前额部明显，记忆力明显减退，腰膝酸软不适。纳呆呕恶，二便调，舌暗有瘀斑、苔腻，脉滑、尺脉沉。

中医诊断： 不寐。痰瘀阻络，肝肾不足，神不守位证。

西医诊断： 失眠，神经性头痛，陈旧性脑梗死。

治法： 化瘀涤痰通络，滋补肝肾。

处方： 川芎 10g　　银杏叶 10g　　续断 15g　　　知母 15g

钩藤 15g	牛膝 15g	枸杞子 20g	五味子 10g
丹参 20g	酸枣仁 10g	合欢皮 10g	鸡血藤 30g
天冬 10g	杜仲 15g		

7 剂，水煎服，每日 1 剂，每日 2 次，每次 150mL。

嘱作息规律，减少用脑，多做有氧运动。药后患者自觉诸症好转，自行守方服药 7 剂。

二诊：2014 年 6 月 26 日。失眠、头痛症状较前明显改善，偶有头痛，前额尤甚。

处方：
川芎 10g	银杏叶 10g	续断 15g	知母 15g
钩藤 15g	牛膝 15g	丹参 20g	柴胡 6g
远志 10g	益智仁 10g		

14 剂，水煎服，每日 1 剂。

药后再诊，症状平稳，纳可，夜寐安，服安眠药每夜可安睡 5~6 小时，头痛较前缓解，见效守方，原方去北柴胡，继服 21 剂巩固疗效。

按语： 患者长期用脑过度，肾精亏虚，脑髓不充，肝阴所伤，营血不足，神失所养则不寐；气滞血瘀，闭阻脑络，神失升降，出现失眠久治不愈伴头痛，遂治以滋补肝肾、化瘀通络。方中川芎、银杏叶、丹参、鸡血藤活血养血。现代药理研究显示，川芎可通过血脑屏障，改善脑血液循环。续断、牛膝、杜仲、枸杞子补肾益脑，填精生髓；知母、钩藤、五味子、天冬养阴生精；酸枣仁、合欢皮镇静安眠。二诊失眠较前明显缓解，加柴胡、远志、益智仁疏肝理气、补肾安神。全方共奏补肾养肝、填精生髓、化瘀通络之效，并参考中药的药理作用治疗头痛，疗效显著。

案三　患者，男，55 岁。2013 年 1 月 24 日初诊。

患者因失眠 2 个月余就诊。患者 2 个月前因劳累及亲人去世而情绪波动，出现夜寐不安，寐中惊醒，难再入眠，纳少，不思饮食，食后嗳气，自觉咽至胃脘部满闷不适，大便一日一行，质黏，夜尿 1~4 次，舌边尖红、苔白，脉弦细。

中医诊断：不寐。木郁土壅，气血逆乱，神不安位证。

西医诊断：失眠。

治法：理气和血，化湿和中，清心安神。

处方：玄参 20g　　百合 20g　　厚朴 10g　　枳壳 10g

佛手 10g　　茯苓 15g　　白芍 20g　　酸枣仁 10g

龙齿 30g　　郁金 10g　　远志 10g　　苍术 10g

白豆蔻 6g

7 剂，水煎服，每日 1 剂，每日 2 次，每次 150mL。

嘱患者保持心情舒畅。

二诊：2013 年 2 月 2 日。患者失眠症状较前缓解，食欲增加，仍有餐后胃脘部饱胀感，见效守方，原方去苍术，继服 7 剂，水煎服，每日 1 剂。药后再诊，夜寐安，纳食香。

按语： 患者中年男性，2 个月前因亲人去世，情绪持续悲伤低落，气郁日久化火，气血逆乱，扰动心神，又加劳倦过度伤脾，气血生化乏源，心神失养而失眠。方中玄参与百合清热养阴，安心定志；厚朴燥湿消痰、下气除满，枳壳行气开胸、宽中除胀，佛手疏肝解郁、理气和中、燥湿化痰，三者同用，行气祛湿；茯苓利水健脾、宁心安神，白芍养肝柔肝缓急，郁金行气解郁，三者肝脾同调，健脾疏肝安神；酸枣仁甘酸质润，入心肝经，养血补肝、宁心安神，龙齿镇静安神，远志交通心肾、安神定志，三味同奏安神之效。全方理气和血，化湿和中，同时不忘固护肝肾之阴。

五、耳鸣

患者，女，44 岁，2014 年 6 月 12 日初诊。

患者因耳鸣伴眩晕 1 年就诊。患者 1 年前患突发性耳鸣，呈高音调，耳部堵塞感、胀闷不适，伴眩晕，劳累、饥饿后加重，平日性情急躁易怒，发作时以右耳明显。2013 年 10 月 15 日检查听觉功能正常，前庭功能检查示垂直半规管高频功能减退。后给予针灸、中药治疗，处方以柴胡疏肝散、龙胆泻肝汤类未见明显缓解。既往有慢性浅表性胃炎病史 5 年余，否认冠心病、高血压病等病史，平素血压偏低。月经史：末次月经 2014 年 5 月 26 日，周期 28 天，月经先期 6 天左右，行经 3 天，量中等，有血块。血压 80/55mmHg。

刻诊：耳鸣，呈高音调，耳部堵塞感、胀闷不适，伴眩晕，纳可，寐后易醒，口甜，二便调。舌暗红、苔薄黄，脉沉细。

中医诊断：耳鸣。心肾阴虚，胆火上炎证。

处方：党参 10g　　天冬 10g　　五味子 10g　　葛根 15g

女贞子 20g　　墨旱莲 15g　　鹿衔草 10g　　川芎 10g

地龙 15g　　茜草 10g　　酸枣仁 30g　　合欢花 10g

甘草 6g

7 剂，水煎服，每日 1 剂，每日 2 次，每次 150mL。

二诊：2014 年 6 月 19 日。耳鸣症状较前减轻，时耳鸣如蝉、头晕，每于劳累后耳堵、头晕明显，纳可，夜寐差、易醒，二便可。舌暗、苔少，脉沉细。血压 90/60mmHg。

辨证：心肾阴虚，气血不足兼血瘀。

处方：炙黄芪 20g　　银杏叶 10g　　麦冬 10g　　阿胶（烊化）15g

五味子 10g　　百合 15g　　女贞子 20g　　墨旱莲 15g

当归 10g　　川芎 10g　　地龙 15g　　甘草 6g

7 剂，水煎服，每日 1 剂，每日 2 次，每次 150mL。

三诊：2014 年 6 月 26 日。耳鸣症状较前明显减轻，偶于夜间耳鸣持续性发作，耳部堵闷感，伴头晕，听高音频后不适，汗出，纳可，夜寐欠安，大便不成形。舌暗红、苔薄黄，脉沉细。血压 90/60mmHg。

处方：党参 10g　　麦冬 10g　　川芎 10g　　炙鳖甲（先煎）30g

三棱 10g　　莪术 10g　　刺五加 10g　　沙苑子 10g

女贞子 20g　　　墨旱莲 15g　　　地龙 15g　　　蝉蜕 6g

甘草 6g

上方对症加减继服 3 个月余，耳鸣症状明显缓解，急躁易怒情绪、低血压及月经先期症状亦随之逐渐改善，经期 3~5 天，经量可，血压维持在 90~100/60~70mmHg。

按语：《灵枢·海论》曰："髓海不足，则脑转耳鸣。"肾开窍于耳，心亦寄窍于耳，心肾两亏，肝阳亢逆，故阴精走泄，阳不内依，是以耳鸣眩晕。病虽在肾、心、肝，然其实由于郁，故平日性情急躁易怒，郁则肝阳独亢，令胆火上炎。患者病情每于劳累与饥饿后加重，说明耳鸣属于本虚为主之证。舌暗红、苔薄黄，脉沉细，皆为心肾阴虚、胆火上炎之象，故治宜滋补心肾之阴兼清少阳之郁火，以"胆经亦络于耳也"。初诊方中党参、天冬、五味子益心气养心阴；女贞子、墨旱莲滋补肾阴；鹿衔草甘温，可养阴补肾，强筋健骨且可止血；葛根轻清升散，药性生发，升举阳气，鼓舞机体正气上升，与川芎相伍，活血通络，引药上行；地龙性走窜，具有通经活络、活血化瘀之效；茜草凉血活血，祛瘀通经，止血而不留瘀，且苦寒清肝泻火；酸枣仁养肝、宁心、安神、敛汗；合欢花解郁安神，理气活络；甘草甘温，调和诸药。二诊辨为心肾阴虚、气血不足兼血瘀之证。方中重用炙黄芪以益气补血，黄芪补气，而其独效者尤在补血，盖气无形，血有形，有形不能速生，必得无形之气以生之，将黄芪用于补肾、补血药之中，为血中之气药，血得气而速生，自能助之以生血。重用阿胶补血滋阴，润燥，止血。当归既能补血，又能活血，既可通经，又可活络，《本草正》谓其"味甘而重，故专能补血，其气轻而辛，故又能行血，补中有动，行中有补，诚血中之气药，亦血中之圣药也"。阮士怡教授将黄芪与阿胶、当归配伍使用，以求气血双补；加用百合养阴润肺，清心安神。银杏叶活血化瘀，止痛，与川芎、地龙相伍通经活络、活血化瘀。全方共奏滋养心肾、益气养血兼活血化瘀之功。三诊辨证仍考虑为心肾阴虚、气血不足兼血瘀之证，方中沙苑子补肝益肾，明目固精，与女贞子、墨旱莲相合，滋补肾阴之效倍增。刺五加补肝肾、强筋骨、活血脉。鳖甲滋阴清热，软坚散结，味咸入肾，具有滋阴益肾、散结消痞、强筋健骨之功效，然世人只重其软坚散结之功，而轻其补肾强筋骨之效。阮士怡教授方中重用鳖甲除取其软坚散结、滋阴清热之效，同时收到补肾填精之功，用于本案耳鸣堪为妙用之法。三棱、莪术破血行气，与川芎、地龙四药相合，活血通络作用倍增。后经3个月余巩固治疗，耳鸣症状明显缓解，平素急躁易怒情绪、低血压及月经先期症状亦随之逐渐改善。

第五章　诊余散记

第一节　阴阳为枢，健康所系

一、阴平阳秘，精神乃治

阴阳出自远古时期，人们在生产、生活中逐渐体会而来。阴阳学说为中华文明进步发挥着重要的指导意义。《内经》最早将阴阳学说应用于医学范畴，所谓"阴阳者，天地之道也，万物之纲纪，变化之父母，生杀之本始"，最后言"治病必求于本"，说明古人将阴阳作为疾病诊断、治疗、用药的主要依据。总之，阴阳作为人体健康之枢，临床治病必法阴阳。

1. 阴阳和之，是谓圣度

人生有形，不离阴阳。盖阴阳之理，阴者藏精而起亟，阳者卫外而为固，无阳则阴无以生，无阴则阳无以化，双方既互根互用，彼此相须，又对立制约，平和协调，缺一不可。阮士怡教授尤为推崇《内经》，认为"凡阴阳之要，阳密乃固，两者不和，若春无秋，若冬无夏，因而和之，是谓圣度"，强调了人体健康的最佳生理状态。而人体健康状态是阴阳变化的动态平衡，阴精宁静不耗，阳气固密不散，阴阳二气在运动中相互感应而交合，双方力量不断消长变化，方可达到相对稳态，以维持人体生命活动，使之精神旺盛，即所谓"阴平阳秘，精神乃治"。

2. 合而病至，偏害阴阳

阴阳不但用来解释生理现象，还可以用来分析病因病机，指导辨证施治。阮士怡教授认为，人体发病取决于邪正双方交争的结果，邪盛正怯则发病。病因可有阴阳之分，一般而言，外感六淫属阳邪，饮食、情志、居处等属阴邪；阴阳之中复有阴阳，如风、暑、火邪为阳，寒、湿邪为阴。病机亦有阴阳，其阴阳失衡者，或阴阳偏盛，即阴或阳高于正常水平；或阴阳偏衰，即阴或阳低于正常水平；或阴阳互损，阴虚不能生阳，阳虚不能生阴，甚至阴阳俱虚等病理变化为百病始生之源。故临床防治疾病，首当明辨病因病机之阴阳偏害，以调和阴阳，令阴平阳秘为落脚点，见微知著，及时干预，谨防失衡。

二、阳化气，阴成形

阮士怡教授认为人类的衰老与疾病的发生与动脉粥样硬化密切相关。从中医理论而言，动脉粥样硬化证属本虚标实，本虚即阴阳失衡，阳虚、阴虚，或阴阳两虚；标实即痰浊、瘀血、瘀毒等。浊痰瘀毒的混杂物随血液运行至全身各处，发生异位沉积，血液、脉道及相互关系失调。

1. 阴阳功用分两面

"阳化气，阴成形"中的"阳"与"阴"分别代表"功能"与"物质"，"阳"代表功能，"阴"代表物质。从《素问·阴阳应象大论》中记载的阴阳气化规律发现，气的运动形式分为升降出入四种。因此，从功能上讲，气分阴阳，"阳化气"指气做升、出运动时，弥散为无形的过程，是属阳的功能状态；"阴成形"指做降、入运动时，凝聚为有形质的过程，是属阴的功能状态。故"阳化气，阴成形"中"阳"与"阴"皆具有"物质"与"功能"的两面性，但"阳"更侧重于"功能"层面。

2. 生命不息重阳气

阴阳变化过程即机体物质代谢的基本过程，包括"阳化气"和"阴成形"两个方面。张介宾曰："阳动而散，故化气；阴静而凝，故成形。""阳化气"指阳气促使有形阴精化为气以保证人体的生理功能；"阴成形"指在阴气制约下，无形之气或细小精微物质浓缩成有形阴精的生理功能。因阳气温通，可促进阴精不断转化为阳气，"阳"生化无穷，则"气化"亦无穷，气化不止，生命不息。《素问·生气通天论》云："阳气者，若天与日，失其所则折寿而不彰。"可见"阳化气，阴成形"中，"阳化气"占主导地位。

三、阴阳失衡，百病始生

阴阳失衡，偏害为病。《素问·阴阳应象大论》云："年四十而阴气自半也，起居衰矣。"明确指出年过四十的中老年人，阴精已衰减过半，开始步入衰老。《素问·上古天真论》则更加详述了人体的生长衰老规律，并阐明男女的区别：女子五七阳明脉衰，六七三阳脉衰；男子六八阳气衰竭，说明了阳气的重要性，随着阳气的衰减，人体开始走下坡路。阮士怡教授认为动脉粥样硬化是人体衰老及许多内科疾病的基本病理改变，现以动脉粥样硬化发病为例进行阐释。动脉粥样硬化是一种不可避免的动脉管壁退行性病理变化，中医认为，阳化气不足，浊阴过度产生是导致其形成的重要原因。"阳化气"是持续不断、逐步进行的过程，而"阴成形"不仅伴随"阳化气"的过程进行，又是其形成的结果。"阳化气"不及则气的温煦、推动功能受限，气化不足，津液不能正常输布和排泄，导致"阴成形"相对偏亢，阴津凝敛，有形物质成形太过，表现为痰浊、瘀毒、瘀血、癥瘕积聚等病理产物在脉道滞留或堆积。"阴成形"太过，亦会加重"阳化气"不及，形成恶性循环，日久形成动脉粥样硬化。结合现代医学角度，阳气推动乏力，导致血流动力学失常；阴津凝敛太过，易引起血糖、血脂、血液黏滞度升高等，皆为动脉粥样硬化发生、发展的危险因素。因此只有阴阳处于动态平衡时，人体才能保持健康状态。

四、阴阳无谬，治焉有差

阮士怡教授十分推崇张景岳"凡诊病施治，必先审阴阳乃为医道之纲领，阴阳无谬，治焉有差，医道之繁，而可以一言蔽之者，曰阴阳而已"的精辟见解。阴阳不但用来解释生理现象，还可以用来分析病因病机，指导辨证施治，他认为人身不离阴阳，无论气与血，脏与腑，药物的寒凉与温热等均为阴阳的两个方面，所以防治疾病当"谨察阴阳所在而调之，以平为期"。

1. 三脏相通护阴阳

肾为先天之本，内寄元阴元阳，为五脏阳气发生和阴津滋养的源头，所谓"五脏之阳非此不能发"。脾为后天之本，气血生化之源，气机升降之枢，四肢百骸生长皆有赖于脾运化水谷精微的功能，若运化失常，则心失所养；而脾之正常运化需肾阳温煦，肾之精气充足亦依赖于水谷精微的不断化生。肾为阳气之根，若肾阴肾阳充沛，则心阳得以温煦，心阴得以滋养。阮士怡教授以阴阳为纲，防治动脉粥样硬化见解独到，认为"人之大宝只此一丸红日"，然而随着增龄，肾气渐减，肾气衰则心阳、脾阳亦弱，心主血、藏神功能，以及脾主运化、升清降浊功能变弱，日久必致气滞，气为血帅，气虚不能帅血，则出现血瘀。心阳不足，胸阳不振，或引发胸痹心痛，甚则可导致水饮凌心，阳之不足对于该病症而言，乃为重中之重。心脾肾一体观认为老年性病变总以阳气虚损为先，其中肾阴肾阳最为紧要，肾气是维持人体生命活动的物质基础，肾气充实则人体机能旺盛，抗病能力强盛，邪气难以入侵。若肾气亏虚，则致人体防御功能减退，邪气易于侵犯人体而发病。预防疾病发生发展，当尽早调节，使心脾肾之阴阳平衡。

2. 顺应四时和阴阳

阮士怡教授认为四季变化对许多疾病都会有一定的影响，以民间俚语"春捂秋冻"为例，"重阴必阳，重阳必阴"，四季寒热转变亦是如此，春秋二季为冷热过渡时期。天气逐渐由热转寒时，可以适当激发身体对于严寒的抵抗力，所以可以少穿一点，待至严冬，人体正气充盛，可少发寒证。而由寒转热时，春季虽气温升高，但昼夜温差大或有"倒春寒"现象，马上更换薄衣，则容易遭受外邪侵犯。可见，民间俚语"春捂秋冻"有一定道理。《素问·阴阳应象大论》又云："冬伤于寒，春必温病；春伤于风，夏生飧泻；夏伤于暑，秋必痎疟；秋伤于湿，冬生咳嗽。"感受四时邪气延时发病是人体对四季变化的适应性反应，而季节更替、气温变化对疾病也有影响。以冠状动脉粥样硬化性心脏病为例，天气寒冷就是心前区或后背疼痛发作的诱因之一；高血压患者一般夏季时的血压水平相比冬季血压水平会有所降低，这与气温变化时的血管舒缩有一定关系。基于此，我们可以规避一些疾病的诱发因素，或预测疾病的四季变化，有效指导疾病的防治方案。

3. 甄选药味调阴阳

阮士怡教授认为药分阴阳，有气味之别，薄厚之分。气味者，阳为气，阴为味。味厚之品为阴，气厚之品为阳。辛甘发散之品为阳，酸苦涌泄之品为阴。《素问·阴阳应象大论》云："味厚则泄，薄则通；气薄则发泄，厚则发热。"临证辨治当遵从热者寒之，寒者热之，虚则补之，实则泻之等治疗原则，分辨气味薄厚以甄选合适药物。又"味归形，形归气，气归精，精归化，精食气，形食味，化生精，气生形"，指出了药物气味与人体形、气、精、化之间的联系。盖后世"善补阳者，必于阴中求阳""善补阴者，必于阳中求阴""善补精者，能使精中生气""善补气者，能使气中生精"，究其理，或根于此。阮士怡教授尤善治疗动脉粥样硬化性疾病，认为脾肾虚衰，痰浊停滞为病机关键。以阮士怡教授代表方药补肾抗衰片为例，方中何首乌、桑寄生、淫羊藿、茯苓、砂仁等味甘之品补益脾肾之精；夏枯草、海藻等苦寒之品软坚散结，全方治以益肾健脾，涤痰散结，功效卓著。

阴阳作为八纲辨证的总纲，在临床诊治中有重要的指导意义，阴阳调和，此其生理状态，阴阳失调，疾病显现。总之，"阴阳更胜之变，病之形能也"，医家临证，善诊者，必先别阴阳。不用阴阳学说，就不能说明人体内在的矛盾与统一，不能说明消长与相对平衡的关系，更无法选方用药，对证施治。

第二节　养生保健，身体力行

一、养生始于孕胎

健康长寿是人们的共同愿望，对于养生，阮士怡教授也有着独到的见解。

阮士怡教授认为人的寿命和先天禀赋、自然环境、居住条件、医疗卫生条件、营养状况、个人保健、经济状况、社会制度及精神等多种因素有关，其中阮士怡教授尤为看重营养因素。他认为，养生决不能到了中老年阶段才开始注意，老年人五脏六腑俱已退化，此时养生为时已晚。

阮士怡教授主张养生要自孕胎开始。从胎儿3个月开始，孕母就应合理安排膳食营养，一则保证婴儿大脑发育完全，提高智力，二则保证婴儿身体发育的营养需求，强壮筋骨。

阮士怡教授指出儿童期的健康是一生健康的基础，和日后长寿关系重大。阮士怡教授对如何保证儿童期的健康自有心得。他认为小儿脏腑娇嫩、形气未充，儿童期的抵抗力和免疫力都较低，很容易遭细菌和病毒的侵袭，如上呼吸道感染、感冒、发烧等病时有发生。这些病如果治疗得不及时、不彻底，可能引发支气管炎、支气管扩张、哮喘、心肌炎、肾炎、风湿性心脏病等疾病，严重影响人的寿命。

"正气存内，邪不可干""邪之所凑，其气必虚"，这是阮士怡教授一直强调的理念，机体正气充足，病邪就不能侵袭。所以应让儿童多进行户外活动，锻炼身体，增强体质，提高自身的"正气"，同时按时接种疫苗，从而使得六淫邪气不能侵犯机体。

此外，儿童更要注意合理膳食。一方面要保证营养的摄入，特别是蛋白质的摄入，应多食用鲜奶、瘦肉、鸡蛋等富含蛋白质的食物，每日蛋白质的摄入量不少于1.5克/千克体重。此外，也应注意多摄入蔬菜、水果等富含维生素的食物，多种营养要素要搭配合理，不能偏食，才能满足身体发育的需要，有条件的话也可以咨询营养师订制食谱。另一方面，要注意合理控制饮食量，小儿脾胃娇嫩，容易多食而导致食积，故而儿童时期应当规律饮食，不宜过饥过饱。

二、青年时期当生活规律

"上古之人，其知道者，法于阴阳，和于术数，食饮有节，起居有常，不妄作劳，故能形与神俱，而尽终其天年，度百岁乃去。"这是《内经》的原文，也是阮士怡教授一直遵从的养生方法。

随着时代的发展，当代青年人的作息也变得十分不规律，久坐工作学习，夜晚经常熬夜，早晨又贪睡迟起，昼夜颠倒的作息使得机体阴阳失调，容易诱发很多疾病；面对电视、电脑、手机等电子设备的时间越来越多，眼睛得不到休息，也会引发颈椎病、腰椎病等一系列脊柱疾病；同时，一日三餐没有规律，三餐的比例也不甚合理，使得青年的健康存在着较大的隐患。

阮士怡教授认为青年期的养生方法要注重"无病早防，有病早治"的理念。如今，年轻人喜欢吃的食品大多含有较高糖分、油脂及食品添加剂，对年轻人的健康有着一定的威胁。"现在的年轻人喜欢喝饮料、吃零食，喜欢吃偏辛辣、刺激性的食品，这些我年轻时候都不喜欢吃，而且我一直保持烟、酒、茶都不沾，饮食清淡。"

阮士怡教授认为青年人的作息应有一定的规律。起居有常，按时作息；三餐规律，配比均衡；适度运动，保障休息都是青年人应遵循的原则。阮士怡教授对自己的生活休息要求非常严格。青年时期他就尽量保证晚上 10 点睡早上 7 点起。他建议青年人可以根据自身条件，坚持早晚活动身体，适度的运动可以放松身心、提高工作学习效率，对身心发育十分有益。

三、壮年期当避免过劳

壮年时期是人生的重要阶段，此时人的工作事业得到最大程度的发展，常常需要加班熬夜和应酬；在家庭方面，又是处于上要赡养父母、下需教养子女的关键时期，所以壮年时期的人们常常受到来自各方面的压力，往往存在过劳的状态。

一方面，过于繁重的劳动和心理压力容易诱发或加重高血压、冠心病等疾病，甚则导致心肌梗死、脑梗死或脑出血等危重疾患，也容易造成失眠、焦虑、抑郁等精神类疾病，从而严重影响生活质量。另一方面，繁多的应酬、油腻的饮食及烟酒又容易导致糖尿病、高脂血症等代谢性疾病，严重影响人的身体健康并成为一些危重疾病的隐患。

故而阮士怡教授认为45岁左右是人体健康与否的转折点，此时人体各脏腑功能开始衰退，正气亏虚，精血不足，容易招致各种疾病。阮士怡教授认为此时的人们要特别注意对身体的调护与爱惜。壮年时期应避免过度劳心劳力，保持规律的作息，在工作之余安排休闲娱乐的时间，适当参加体育运动，同时也要注重身心健康，调节自己的情绪及生活，充分补充营养从而平稳安全过渡至老年期。

四、老年人重在调畅情志

阮士怡教授认为，衰老是以肾脏为中心的肝、心、脾、肺等脏器的自然衰变，这段时期对老年人身体健康水平变化、衰老速度加快的时期。老年时期人体内分泌混乱，容易得各种疾病。而老年人要想达到健康的状态，还得保护好心脏的泵血功能，保护好身体的循环系统，如中午适当午睡，不要过度劳累等。

对于老年疾病，阮士怡教授认为除了用药物治疗外，还可以通过饮食调节达到延缓的效果。对于中老年人来说，要忌吃酸涩、油腻生冷、辛辣的食物，要多食用易消化、清淡、富有营养的食物，可以多吃一些鱼类、豆类、蛋类等食物，提高身体抵抗能力。平时应当注意饮食平衡，多吃绿色蔬菜食品，搭配一些如海带、海鱼、海虾等海产品。

另外，还可以适当运动，而对于中老年人来说，锻炼要做幅度比较小的运动，比如散步、太极拳、八段锦、跳舞等，既可以锻炼身体，也可以陶冶情操。老年人的运动量不宜过大，以免耗伤正气，大汗淋漓又容易感受风寒邪气从而伤害身体，适度运动后会感到精力充沛、身体轻松，以自己舒服为主。

阮士怡教授在老年人养生方面也十分强调调畅情志，恬惔随和，很少大喜大悲。他指出养生首先要从养神做起，最重要的养神方法是"恬惔虚无"，慎忌五志过激，因五志过激最耗人体正气。恬惔是最重要的修心方法，防病的第一要旨是控制好自己的情绪，避免心情大起大落，保持思想上的安定、清净，心胸豁达，不因小事而烦闷在心，心安而神静，自然会永葆健康。

五、天人相应养生观念

1. 食饮有节

在饮食方面，阮士怡教授在饮食方面主张"药补不如食补"。阮士怡教授注重饮食均衡，平日里以粗茶淡饭为主，他不太主张吃补品，认为食物中包含了所有人体需要的营养。他也不喝饮料，不吃零食，不沾烟酒，不吃辛辣有刺激性的食品。阮士怡教授认为大米、白面越是精细，营养成分就越低，而未经过精细加工的米、面能保留大部分营养物质和膳食纤维。"我吃的主食基本是混合面，五谷杂粮反而能保证营养成分的吸收。"同时，阮士怡教授提醒对于泡菜、酱菜、烤制、熏制的食品要注意，因为它们大多含有一定的亚硝酸盐等致癌物质，不宜多食。且这些腌制食品又含有过多的盐分，容易造成高血压，增加肾脏负担。

2. 运动适度

运动方面，近百岁高龄时，阮士怡教授并未刻意去做太极拳或健身操，但在每天早上起床后和晚上睡觉前各做10分钟左右的小幅肢体活动。阮士怡教授表示经常散步、游泳、打太极拳、唱歌、跳集体舞等既可以锻炼身体，又可以陶冶情操。但是也要注意劳逸结合，运动要适量，时间不要过长，强度要符合身体情况，以免内伤脏腑，外劳肢节。同时，运动不单是身体运动，也包括脑力"运动"。阮士怡教授过世前仍每天坚持读书、看报纸、思考问题、写文章等，使脑部也"运动"起来。他说勤动脑不仅能使人精神焕发，思维敏捷，保持良好的心理状态，还对预防老年痴呆有一定好处。

3. 起居有常

在起居方面，阮士怡教授从青年时期开始就保持着良好的作息。基本每天晚上十点睡觉，早晨七点起床，从不熬夜、晚起。阮士怡教授认为不恰当的生活习惯违反自然规律，自然界阴阳消长、昼夜更替是不变的规律，人作为自然界的一员，要顺应外界环境的变化，起居也要随着季节的变化进行调整，和外界保持一致。如春日里早卧早起以顺应生发之势，冬季早卧晚起以养护阳气。阮士怡教授认为不规律的生活习惯是造成正气损耗的重要原因。

4. 情志畅达

阮士怡教授素性恬惔随和，很少大喜大悲。他指出养生首先要从养神做起，最重要的养神方法是"恬惔虚无"，慎忌五志过激，五志过激最耗人体正气。恬惔是最重要的修心方法，是防病的第一要旨。其涵义就是情志太过与不及，都可导致气血运行失常，脏腑功能失平衡。只有心态平和，才不会伤及五脏，这是养生的重要方法。他理解中的"随遇而安"并不是消极的等同于"得过且过"，而是无论环境发生怎样的变化，都不怨天尤人、自暴自弃，依旧尽力做好目前能做的事，把握每一个到来的机遇，并随着变化调整你的计划。阮士怡教授认为，宽容待人是人的美德，也是处理和改善人际关系的润滑剂。宽容就是以仁爱之心待人，不仅能使人心宽体泰、气血调和，而且对于群体的团结、社会的和谐也很有意义。

第三节 传承与发展

一、传承思维，固化升华

在传统医学中，中医学凭借自己独特的理论体系，数千年来在医学之林中有着不可替代的作用，为人类健康和社会医学的发展做出不可磨灭的贡献。这是世世代代中医人传承的功劳，而中医传承的精髓就在于传承思维的固化与升华。

1. 中医思维的固化是中医传承的基础

中医学有一套完整的理论体系，主要包括中医文化、基础理论和临床实践三个方面。传承中医必须在夯实中医理论体系的基础上才能保持发展动力，所以，对于中医传承，思维的固化显得尤为重要，以此彰显理论是基本，继承是保障，实践是推动传承发展之路。中医思维的固化主要体现在以下几个方面：

首先，在中医理论体系中，传统文化是基础，是中医药传承与发展的根本，中医文化体现在以阴阳、五行为代表的哲学思想，以道教理论为基础的养生学，以易学为旗帜的天文学和地理学，以儒家思想为指导的医学伦理学，各个学科间相互融会贯通，从而形成坚实的中医学文化背景和全面的基础知识。中医文化的核心是道法自然、天人合一和以人为本。在临床应用上强调阴阳平衡，采用整体观和辨证论治相结合的方法。因此，中医药的传承必然需要传承中医文化，所谓"食其果者思其树，饮其流者怀其源"。

其次，中医的传承需夯实基础理论知识。基础理论是中医体系极其重要的一部分，中医理论的价值在于它背后所反映的自然规律及其经验事实，扎实掌握中医理论的基本内容是继承和发展中医的前提条件。中医古籍浩如烟海，论述颇丰，无不蕴藏着让中医药学几千年来屹立于世界医学之林的瑰宝，中医经典的学习是通往中医临床的必经之路，是中医传承的原动力，诸如《黄帝内经》《金匮要略》《伤寒杂病论》等。

再者，中医传承需强化临床技能。医药工作者是一群以维护和促进人类健康为目的的特殊职业，无论是中医还是西医，临床医学始终是一门对实践要求很高的学科，医者在职业活动中，不仅要有扎实的理论基础，还需要精湛的临床实践操作技能，正所谓"纸上得来终觉浅，绝知此事要躬行"，只有这样才能成为一名德才兼备的医务人员，才能很好地承担"救死扶伤、防病治病"的神圣使命，加强临床实践技能的培养才能更好地服务社会。更何况，中医学是一门经验医学，医疗技能来源于临床，并在临床中不断提高。

最后，中医传承还需促进医药圆融。自古以来，中医中药就是不可分割的整体，中医需要中药作为防治疾病的载体，中药的应用需要中医理论为指导。二者客观上唇齿相依，自然形成了一定的内在联系。纵观中医学发展史，张仲景、孙思邈、李时珍等医家皆是既精通岐黄医术又熟谙本草药性的医药兼通大家，中医药学的继承和发展需要做到医药结合。然而，由于受现代医学医药分业的影响，中医学教育与临床实践中均存在不同程度的中医中药脱离现象，导致临床"医不精药、药不通医"，缺少医药兼通的复合型人才，在一定程度上影响了中医药的发展。基于此，著名中医专家王永炎院士和国医大师金世元在北京国子监彝伦堂联合收徒，开展医药兼通的传承研究，标志着中医药学术传承创新迈开了重要的步伐。

2. 中医思维的升华是传承的关键

随着医学模式的转化、疾病谱的改变、健康观念的转变，中医理论也在不断发展和升华，单纯地从中医治疗学角度切入，遵循病证结合、据证言方的治疗理念，以不变的古方与法则治疗今天的疾病，已经不能适应。在此环境下，中医药的继承思维也应随着理论的发展而不断调整。例如，汉代张仲景云："夫脉当取太过不及，阳微阴弦，即胸痹而痛，所以然者，责其极虚也。今阳虚知在上焦，所以胸痹心痛者，以其阴弦故也。"明确指出胸痹的病机是阳微阴弦，尽管历代医家对此见解不一，但关于病机"胸阳不足，阴寒上犯"的看法却基本一致。然而随着人们生活水平的不断提高、生活方式和饮食结构的改变、生活节奏的加快，此时"阳微阴弦"的病机认识略显局限，临床上气滞心胸、痰瘀互阻等实证逐渐增多。临床研究也显示，现阶段痰瘀互结证贯穿冠心病发作与缓解期始终，是冠心病的常见证候。此外，血瘀证与活血化瘀研究逐步走向成熟，芳香开窍法治疗冠心病的理论与基础研究不断深入，冠心病痰瘀互阻病机也有了进一步深入的研究，冠心病瘀毒阻络的病机逐步受到重视，络病理论成为中医心血管领域学术研究的一个热点。另外，如何运用科学的方法来阐明中医的疗效也是目前亟需解决的问题。循证医学的引入，为中医药研究带来了良好的机遇和切入点，有力地提升了中医药的证据等级，推动了中医药的发展。借助现代医学研究方法，中医药的科学内涵正逐步被诠释，中医药也正逐渐为世界所认可。

中医学以其独特的理论、肯定的疗效而传承至今，显示出了强大的生命力。传承研究对于加强中医人才队伍建设、推动中医学术创新发展，具有十分重要的意义。更好地完善现有的传承模式，努力做好中医药的传承工作，传承思维的固化与升华有机结合，这样才能在继承中谋创新，开创中医药传承的新局面。

二、衷中参西，发展中医

1. 现代中医，积极开拓

如果从近代中医汇通学派的形成认为是中西医结合的开始，那距今已有100余年。从1955年中国中医研究院建立到1958年10月毛泽东主席对组织西医离职学习中医的重要批示，再到1978年至1980年国务院学位委员会将中西医结合学科列入全国8个医学一级学科之一，在全国培养了一大批硕士生与博士生。至此，中西医在结合的道路上携手向前。既是响应国家号召，又可以说是时代赋予的使命，1979年阮士怡教授创建了天津中医、中西医结合心血管与老年病学科，推动了中医、中西医结合学科分化与发展。1982年，天津中医学院成立了中医研究所，他任副所长及心血管病研究室主任，建立了实验室，运用现代医学方法和科学手段研究传统中医药学，成为天津市最早开展中医药科研工作的单位。阮士怡教授可谓我国中西医结合领域的开拓者。

2. 中西汇通，取其所长

阮士怡教授通过多年的临床实践认为，中医学和西医学两个医学理论体系是从不同的角度认识人体的生理规律和病理变化的。由于两种医学是在不同历史时期和不同社会环境下，以不同的认识方法发展起来的，因此两者之间是相互独立的医学体系。但就其本质来讲，两种医学都是以人体的生理病理为研究对象，故两种医学之间有着共同的生命科学研究基础。阮士怡教授在临床诊疗过程中充分应用中医药学在几千年发展过程中丰富的医学内容和现代医学的诊断、研究方法，充分发挥各自的优势，使科研为临床服务。在诊治疾病的过程中，既注重对"病"的诊断，又结合患者个体体质的差异，脏腑的虚实和气血的盛衰等特点进行辨证治疗。始终坚持中医学继承与发展相结合，基础研究与临床研究相结合的方法，将中西医学融会贯通，取其所长。

阮士怡教授认为四诊是中医几千年来医疗实践总结出来的，是了解认识疾病的主要方法，只有四诊合参，才能辨证立法准确，处方用药合理。另外阮教授在重视四诊合参的同时还要结合现代医学检查，他认为现代医学检查是我们五官的扩展，借助现代检查手段如 X 片、CT、MR 等，使我们能看到人体内的状况，更加利于对病情的认识和把握。如通过消化内镜我们看到了胃肠道中的溃疡，用药时加一些敛疮生肌药。临床上阮士怡教授总会在辨证选方的基础上，再结合现代中药药理，进行加减化裁，临床能取得较好疗效。

不可否认的是，中医药仍存在着某些"模糊不清"的东西，有些中医理论知识难免会有"自圆其说"的漏洞，但随着时代的进步和科学技术的发展，原本解释不清楚的内容可以用现代科学技术加以研究、解释和阐述，并加以重新认识和评价。总之，传统医学与现代医学相辅相成，相互补充、相互为用，传统中医药学是现代医学的基础，现代医学又丰富了传统中医药学的内容，同时也将进一步丰富现代医药学的内涵。两者有机结合，才能将民族文化的精髓不断继承和发展，传统中医药的优势和特长才能为人类的健康事业作出应有的贡献。

3. 继承创新，我主人随

随着现代自然科学和一些新兴分支学科的发展，越来越多的结论证实中医传统理论中的很多内容与现代科学相吻合。中医应以现代各种科学技术为工具来发展和创新，阮士怡教授认为继承是创新的基础，创新是继承的目的。想要继承需深入学习中医古籍的精华，并运用在辨证施治的诊疗中，然后在继承的基础上发扬、创新，其方向就是要现代化。中医现代化是中医药主体理论和方法的发展、提升和升华，使传统中医药特色与现代科学相结合。只有这样，才能使中医学更加具有自身的优势和现代科学技术的特征及全球化的时代特征，也就更容易被国内外医学界和广大患者、民众接受。突出中医特色的中医现代化研究，除应该有中医特色思路之外，更应该有中医特色的研究方法，现代多数中医研究方法采用现代医学的研究方法，使中医研究实施起来变得困难和违背中医理论，有些研究者则削足适履，强给中医扣上官帽，而失去中医自身特色和疗效，这无疑是不利于中医发展的。我们应该借助现代科学技术和各学科优势，来寻找适合中医的研究方法，但这需要一个较长的过程，一步步探索，不可急于求成。始终坚守中医底线，继承创新，走一条我主人随的发展之路。

4. 创新手段，求真务实

所谓创新，就是在固有的理论知识和观念基础上，用现有思维模式在新兴科学技术的指导下，对已有的理论体系进一步提升、强化和改进，创新的结果应当符合中医理论体系的核心观念及其学术思想特征。继承前人的临床经验和诊疗技术是传统中医药创新和发展的基础，因为提高临床疗效是体现中医药优势最有力的证据和唯一途径，也是中医药得以发展的必由之路，中医药学的发展必须是在继承的基础上加以创新。

其次，创新需改革。中医人才的培养在中医药学科的发展和创新之路上显得尤为重要。人才培养包括共性和个性的培养，创新型人才需要具备独特的个性。以往师承教育的模式是个性化培养和教育的一种形式，为中医药学名家的形成奠定了基础；当代中医人才以中医药高等院校教育为主，不断培养其独特的个性。但由于教育模式的偏差，如今大多中医院校学生采用西医院校教学模式，教学中把基础课程、专业课程和临床实习区分开，中医院校也都设有西医课程，比如生理学、病理学、解剖学、诊断学等，这些课程的开设无可厚非，但也占用了学生学习中医理论及经典文献的时间，让真正重要的中医文化精髓无法被学生所汲取，另一方面，还会影响中医的思维模式的建立。自古以来，中医人才的培养都应是一边学习理论知识，一边进行临床实践，因此必须从临床中来，再到临床中去，反复实践并不断总结。

再者，创新需与时俱进。在现代科学技术日新月异的今天，中医临床诊疗技术和中药制取技术也应跟上时代的步伐。比如，中医强调四诊合参，但不同的医生常会在同一个患者身上得出不同结果，从而各说纷纭，但又殊途同归。舌诊仪和脉诊仪的应用使诊察结果更为规范和统一，同时也是中医临床诊疗信息的重要补充，四诊技术有所突破，疾病的辨证论治也就更加精确。临床诊疗过程中，我们应善于运用现代科学技术手段，一方面，这些技术可以帮助我们更准确地判断疾病，更好地把握疾病变化过程；另一方面，这些新手段、新技术的应用又对中医理论进行了解释和阐释，弥补了中医理论"知其然，不知其所以然"的空缺。

中医基础理论的研究和发展、临床诊疗技术和服务水平的提高是中医药事业持续发展的法宝和核心，中医药现代化和中医药走向世界已经成为我们这一代中医人努力和奋斗的重要目标。中医药学科的创新和发展是当代中医人才的责任和使命，我们必须坚持创新和发展，才能继承中医传统、弘扬中医特色、发挥中医优势。中医药创新之路任重而道远，我们应根植于基础，静心、尽力、脚踏实地、求真务实，这样才能赋予中医药更多的活力，才能更好地服务于人民、服务于社会。

第六章　成才之路

一、幼承庭训，立志学医济世

1917 年 2 月 21 日，阮士怡出生在河北省丰南县宋家营镇，丰南县位于华北平原东部的渤海之滨，西距北京 185 公里，现隶属于河北省唐山市，南临渤海。

河北省是名医辈出之地，如金元时期刘完素、张元素、李东垣，对中医发展起着重要作用。阮士怡曾祖在当地也是书香人家，到祖父辈时，家道中落。叔祖父阮鹤庭是当地知名的中医，父亲在当地经营一家中药铺，母亲勤俭持家，供家中两个男孩读书上进。阮士怡自幼喜欢读书，在家人的熏陶下，很小就可以背诵简单的《汤头歌诀》，对中医中药有了初步的认识。

自清末以来，西洋学堂在各地兴办。丰南县地处沿海，开风气之先，是兴学较早的地区。洋学堂开办的课程也很现代，有算数、格致、文学、历史、地理等。阮士怡就是在这样的西洋学堂中读完了初小 4 年，高小 2 年。

20 世纪 30 年代的中国，辛亥革命后，北洋军阀混战，天下大乱，遭逢国难，阮士怡被迫辍学，回乡教书。1937 年，跟随哥哥阮士奇到北京志诚私立中学继续学业。1938 年，参加北京数理化会考，以优异成绩同时被北京大学工学院土木工程系和辅仁大学社会经济系录取，并最终就读于北京大学工学院。时值兵荒马乱之时，百姓备受折磨，医疗公共设施简陋，国人相对体弱多病，甚至被外国人讥为"东亚病夫"。为雪国耻，阮士怡遂转念医学，于 1940 年由工学院肄业后考入北京大学医学院，以图救民众之病痛，强国人之体魄，从此开始了漫漫的从医之路。

二、披荆斩棘，步入杏林之路

阮士怡在北京大学医学院学习 4 年。期间，阮士怡始终充满了忧患和不安。时值日本侵华战争，北平沦陷后，大学中执教的教师大部分都是日本人。大学期间阮士怡被派往北京医学院附属医院做住院医生，开始临床实习工作。在北大医学院附属医院，阮士怡常常有机会参加救治危重病人，这为他今后在急症抢救方面有所成就打下了扎实的临床实践基础。

1944 年大学本科毕业后，阮士怡留校攻读研究生。导师畑邦吉是个对医学研究一丝不苟的日本人，重视实验室研究和检查，阮士怡在后来的从医道路上注重科学研究也是受其影响。

1946 年，阮士怡来到天津。最初在第四中心医院（原铁路总医院）做内科住院医师。1949 年新中国成立后，被调入中共中央华北局职业病医院（振华医院），后归并天津市工业局医院（天津市第五医院）。当时在天津有很多协和医学院毕业的医生，如内科苏启帧、著名的胸外科医生张继正等。1953 年，因人员调动及工作需要，由阮士怡独立主持内科工作。经过近 10 年的临床一线刻苦学习及实践，阮士怡在西医学方面取得了较大提高，在内科临床诊断、实验室检查、危重疑难病的抢救治疗等方面积累了丰富的临床经验。

1955 年，阮士怡奉调参加天津市中医医院建院工作。一方面，他要参与制订全局性的工作计划；另一方面还要承担会诊、急诊抢救等临床工作。他经常会遇到各种疑难杂症，也常有经西医治疗无效的危重病人送至医院急诊抢救。那时他常常夜以继日，终日不离开医院。医院举办了两届"徒弟班"，培养了一批临床专科医生。从此，阮教授一生都在为中医医院的发展而奋斗。在他的带领下，天津中医药大学第一附属医院从当年一家设备简陋、名不见经传的小医院发展成了现今天津市规模最大的中医医疗机构，阮士怡为医院的开创和发展倾尽心血，立下了汗马功劳，同时也对中医药学产生了浓厚的兴趣。

三、名医指导，投身中医建设

1956 年，阮士怡先后拜天津名中医赵寄凡、陆观虎为师，随师侍诊，深得老师教诲，受益良多。在跟随老师的临证过程中，阮士怡认真思考，善于总结，对中医经方颇有心得。他继承了两位老师用药轻灵、遵守经方，从不大方大剂的临证用药特点，处方用药精而效好。"故圣人不治已病治未病，不治已乱治未乱""邪之所凑，其气必虚，正气存内，邪不可干""治病必求于本"，成为阮士怡临床治疗及科研的指导思想。"每次读中医经典，都觉得古人能撰写出如此巨著，实在叹为观止。"阮士怡将这些理论作为指导临床治病的"道"，在他看来，这是现代医学所不及的。

1964 年，阮士怡主动要求参加天津市第三期西医离职学习中医研究班，系统地学习中医基础理论，期间也有意识地遍访了当时天津市几位有名的老中医，丰富自己的中医理论和实践修养。阮士怡认为："学习中医就应遵循辨证求因，审因施治的原则，临床诊病时要善于辨证求因，以治其本。"

四、衷中参西，专研心血管病

20 世纪 70 年代末，阮士怡教授被任命为天津中医医院内科主任，主管内科诊室及病房建设。1979 年，他着手创建了天津中医、中西医结合心血管与老年病学科，推动了中医、中西医结合学科的分化与发展。

20 世纪 80 年代初，天津中医学院成立了中医研究所，建立了细胞培养室，为中医药研究工作提供更为便利的条件。中医药研究所也成为当时天津市最早开展中医药科研工作的单位。阮士怡教授当时担任研究所副所长、心血管病研究室主任，始终重视实验研究，积极提倡将现代医学方法和科学手段融入传统工作当中。中医药研究所也成当时天津市最早开展中医药科研工作的单位。随着科研工作的不断发展及人才队伍的壮大，研究所和实验室建立后培养出无数优秀的学生，并渐渐形成自己的研究团队和研究领域，获得省部级科技进步奖等诸多研究成果，并研制开发了一批疗效肯定、安全可靠的中药制剂。自此，阮士怡教授在中医药延缓衰老、治疗心脑血管疾病的临床与实验研究领域，形成了稳定的方向。

阮士怡教授将积累多年的辨证治疗内科疾病经验，编著成《中医内科》一书，体现了中医治疗内科病的特色，于1973年由天津人民出版社正式出版，引起巨大反响。

2014年10月30日，第二届国医大师座谈暨表彰大会在人民大会堂举行，包括阮士怡教授在内的30位医生被授予"国医大师"荣誉称号。

五、年虽鲐背，阔步诊疗前线

退休后的阮士怡教授依然工作在临床第一线，前来就诊的患者络绎不绝。他依旧保持着谦虚谨慎的态度，诊病从来都是事无巨细，亲自问诊，详加诊察。每个患者的相关化验检查他都会一一过目，看不清楚的必由弟子代为叙述。出于多方面考虑，阮士怡教授每次门诊量控制在15人次左右，但每次都有远道而来或没挂上号的患者需要临时加号。弟子们担心老师太累不想加号，阮老知道后，总是用商量的口吻说："病人来了，就给加一个吧。"这让晚辈们既感动又心疼。有患者由于情绪郁结急于倾诉，阮士怡教授也会耐心倾听，不忍打断。每有经济条件差的患者就诊，他多会不收诊费。

2014年年底，97岁高龄的阮士怡教授不再出诊，但他一天也没闲下来，心系患者，常给临床一线的学生们打电话，询问门诊情况和患者的治疗进展。他还在家中为弟子授课。阮士怡教授常说，"作为一个医生，毕生都离不开病人。我谈不上对医学事业有多大贡献，仅仅是为人类健康事业尽一点绵薄之力而已。"

第七章　薪火相传

王竹英

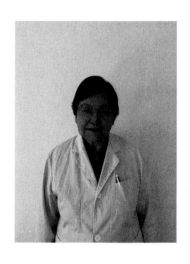

女，天津市人，教授、主任医师、研究生导师。

1961 年毕业于天津中医学院。后分配于天津中医学院第一附属医院工作。40 余年一直在内科、心内科、老年病科等科室从事医疗、科研、教学工作，一直致力于老年心血管疾病的治疗和研究。曾参与并主持完成 8 项研究课题，获得国家级研究成果奖 1 项，天津市科技进步二等奖 2 项、三等奖 4 项，获得天津市卫生局科技进步奖 2 项，发表学术论文 30 余篇。

（一）跟师经历

20 世纪 60 年代，师从阮士怡教授，学习中医，参与中西医结合的探索工作，系统学习了现代医学知识，对后来医学水平的提高打下了良好的基础。

参与了阮士怡教授主持的中医药治疗心血管病、老年病的科研工作。1980 年她参与了阮士怡教授主持的中医内科第一个科研课题"益气养阴法 651 丸防治冠心病心绞痛的临床与实验研究"荣获天津市科技成果二等奖（第 2 名）。

（二）学术发挥

1. 脾肾亏虚是老年病的根本

阮老师认为，先天禀赋在衰老方面起着很大的作用，但衰老与后天生活也有不可忽视的密切关系。在这一发病过程中，虽有"五脏皆衰，筋骨懈惰"之变化，但仍以脾肾亏虚，脏腑失养为主。先天之肾的衰弱和后天脾胃的虚亏是老年病的病理机制，治疗中当抓此要点不放。王竹英主任在临证之时以养肾为要，运脾为主，通过调补脾肾、益养肾气而收到良好的治疗效果。多年来，王竹英主任就"益肾健脾"治疗老年性疾患的研究取得丰硕成果。参与研制的降脂软脉Ⅰ～Ⅳ号、补肾抗衰片等药物，迄今仍在天津中医药大学一附院应用。

2. 益气养阴，息风复脉法及方药的提出

心血管疾病如冠心病、风心病、心肌炎等器质性心脏病多伴发心律失常，其中室性心律失常是较为常见的一种。现代抗心律失常药均是通过干预心肌细胞电生理活动达到治疗目的，但对于原发病往往不具有特异性。中医学对于心律失常的认识，依其症状可归属于心悸、怔忡等病证中，认为其病机具有正虚标实的特点。王竹英主任博采众长，结合自己几十年的临床工作经验，不拘泥于古方，突出了"气血虚滞，血虚风动"是心律失常的重要致病因素，为治疗心律失常提供了新思路，并由此提出益气养血，息风复脉法，研制的脉安宁合剂治疗心律失常收到了显著疗效。"脉安宁治疗心律失常的临床与实验研究"荣获天津市人民政府科学技术进步三等奖。

3. 扶正固本，祛痰化浊法治疗高脂血症、高黏血症

随着生活水平的不断提高，加之工作紧张，思想压力过大，高脂、高黏血症的发生逐渐年轻化。同时高脂血症、高黏血症是高血压病、糖尿病、冠心病、脑血管病等疾病的元凶，因此控制高脂、高黏状态，势在必行。

基于阮士怡教授"脉中积"理论，王竹英主任认为，高脂血症、高黏血症的发病机理是正气不足，脾肾亏虚。脾为后天之本，主运化，脾气虚则运化失常，痰浊内蕴；肾为先天之本，主温煦，脾脏的运化功能有赖于肾的温煦之功，肾气充沛可以使脾的功能旺盛。因此，脾肾亏虚，痰浊内蕴是高脂血症、高黏血症发病的根本，宜采用扶正固本，祛痰化浊之法。王竹英主任以此为依据，研制了益肾健脾，祛痰化浊为法的"粘脂饮"，在临床取得良好效果，广受患者好评。

在长达40余年的医疗工作中，王竹英主任始终以阮老为榜样，兢兢业业，

坚持把培养年轻一代医务工作者作为自己的职责。把临床与教学结合起来，在繁忙的临床工作中，积极为本科生授课，带教硕士研究生和留学生，将自己多年来摸索和积累的经验传给学生，在教书育人的同时言传身教、为人师表，树立高尚的医风医德，深得学生们的爱戴。

张伯礼

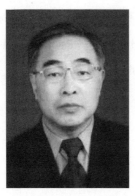

男，河北省人，教授，主任医师，博士生导师。

现任天津中医药大学名誉校长，中国工程院院士，"人民英雄"，第四届"国医大师"，中国工程院医药学部常务副主任，曾任中国中医科学院院长，兼任中国中西医结合学会副会长，中华中医药学会副会长，世界中医药学会教育指导委员长，第十届药典委员会执委兼中医专业委员会主任委员，国家重大科技创新药物专项技术副总师。

长期从事中医心脑血管疾病临床和中医药基础研究。连续3次任973项目首席科学家。多年来共获国家科技进步奖7项，省部级科技进步一等奖10余项，授权专利20余项，发表论文400余篇，主编专著10余部。曾获何梁何利基金奖、全国杰出专业技术人才、全国先进工作者、全国卫生系统先进工作者、全国优秀科技工作者、有突出贡献中青年专家等荣誉称号。荣获全国优秀共产党员称号，任十一届全国人民代表大会代表及主席团成员。

（一）跟师经历

据张伯礼院士回忆，在学习的过程中，阮士怡教授在学术发展上给予其高度的"放任"。在毕业论文的选题上，张院士想选择与专业方向较远、难度较大的中医舌底诊研究，但由于中医舌诊研究与中医内科专业不相符，有违规之嫌；另外，舌底诊没有先例，风险太高，有可能不成功，阮士怡教授起初并不同意这个选题。后来在张伯礼的坚持及沟通下，阮士怡教授说："我并不同意你这个选题，但我尊重你的选择。只是我没有这方面的经验，怕不能给你更多的帮助。但一旦定下来，你就要认真地做下去，有困难我帮你，有问题我们商量。"之后阮士怡教授在研究开展过程中也给予了诸多帮助，张伯礼通过毕业研究掌握了科研的方法，品味了科研的艰辛，也收获了科研的乐趣。并为此后进行的中医舌诊客观化研究打下了坚实的基础。

张伯礼院士的硕士毕业论文《舌底诊研究——舌底络斑的观察和研究》，通过对舌底进行较广泛的观察和初步的研究，总结了包括舌底质、津液、舌下筋脉（简称舌脉）、小络脉和瘀斑（简称络斑）等的舌底诊法，总结其与疾病之间的联系，归纳变化规律。其研究内容包括确定中医舌诊舌下络脉的研究方法，健康人的舌下络脉情况普查，疾病患者舌下络脉情况调查及舌下络斑与疾病相关性研究，舌下络斑的形成原因探讨4个部分。研究结果表明舌下络斑的色泽、形质、排列、分布均随病证不同，表现各异，可作为临床辨证的参考依据；络斑和瘀血关系密切，是瘀血证的一个较好的动态观察指征，是"久病入络"病理阶段的客观指征；络斑在老年人中出现较多，也是衰老的一个外在征象，通过对络斑形成原因和规律的分析表明，肾虚血瘀是老年人生理特点，由阴虚为主渐至阳虚为主是衰老进程中的阴阳变化规律，也是络斑发生的病理基础；络斑在疾病中分布较健康人更严重和广泛，且和吸烟、高脂血症、高黏滞血症、微循环障碍、眼底动脉硬化等老年疾病易患因素都有关系，是临床具有参考意义的指征。

研究生毕业后，张伯礼留在了天津中医学院中医研究所心血管研究室工作，在阮士怡教授的带领下参加了益肾健脾、软坚散结法抗动脉粥样硬化研究，参与组建血液流变检查室、微循环检查室、生化检查室等。掌握了基础实验的选题设计、组织实施、动物饲喂、造模给药、过程观察、取血检测、剖杀取材、病理检查、统计分析、图表设计、论文写作等科研基本功。同时，还积累了实验室建设管理、仪器组装调试及多学科合作协调的经验，均为其之后的工作研究打下基础。

（二）学术发挥

1. 病证结合，诊断明确

张伯礼教授在临床中坚持尽可能明确西医诊断，其使中医辨证准确。提倡病证都要弄清楚，宏观把握，精细处置，不能偏废。疾病诊断明确了，有利于了解病因及疾病发展变化规律；证候辨识清楚，有利于认识中医病因、病机及确定治则、方药。如胸痛，可见于心绞痛，也可见于肋软骨炎，都常见气滞血瘀证候，证候相同，病却不同。虽有可能用同样的方药治疗，但预后转归、疗效评价、饮食调摄却大相径庭。再如下焦湿热证，既可见于泌尿系感染，也可见于前列腺炎、妇科盆腔炎症，甚至还可见于下腹部肿瘤，不可不辨。虽是同样的证候，但疾病不同，在治疗策略、处方用药、配伍配比、煎煮服药都会有不同的考量。

另外张伯礼教授十分重视临床信息采集，辨别疑似，明察异同。全面分析目前疾病的病位、性质及轻重程度，演变趋势，做出正确的诊断；同时问其所苦，抓住主要症状，由此及彼，逐层深入，四诊合参，准确辨识证候，从而制定相应的治法，处方用药。

2. 痰瘀互生，贵在权变

张伯礼教授临证善于运用痰瘀学说治疗慢性心脑血管疾病及疑难病症。他发扬仲景"血不利则为水"之旨，有瘀必有痰；总结多年临床经验，提出"水不行亦可为瘀，痰瘀可互生"之假说。瘀可生痰，痰也生瘀，两者相伍，交互为患，仅孰先孰后，孰轻孰重而已。究其端由，气血流畅，津液输布，则无瘀也无痰生。气不畅则血滞而成瘀，瘀血阻滞脉络，津液失于输布，聚而变生痰浊；同时气不行则津液不布，湿、痰、饮、浊皆可变生；痰湿皆为有形之邪，留滞不去，阻遏气机，气滞则血行涩缓，而成瘀滞，故可谓"水不行可为瘀也"。湿痰瘀浊，皆为阴邪，体稠质重，易于黏结相搏，交结难解。临床治疗单纯化瘀，事倍功半，痰瘀并治，相互为解。如治疗冠心病此类证候时，在传统活血化瘀法的基础上，重视湿邪、痰浊的辨识。湿邪轻浅用藿香、佩兰、白豆蔻之类，淫湿重者加蚕沙、半夏、苍术之品，化热生浊则伍用茵陈、浙贝母之药，胶结者宜软宜散选用海藻、昆布、生牡蛎之属。临床上虽然可见纯瘀无痰者，也偶见纯痰无瘀者，但痰瘀互生总是病势趋归，要于无显之处见现象，审时度势，用药宜早，防微杜渐。例如在脂肪肝病理机转中，痰瘀互生，交互为患是重要因素。在疾病早期此证不显，但在中后期，瘀浊胶结，已成窠囊，治之亦难。在临床治疗中创疏肝导浊法则，研制的肝脂清胶囊选用丹参、泽泻配伍，丹参活血祛瘀，泽泻利水化湿，再加柴胡疏肝调气，荷叶升清降浊，旨在调理气机，防瘀浊生变，取得较好的临床疗效，已病防变，意即在此。心力衰竭，是"血不利则为水""水不行可为瘀"，痰瘀互生的典型病症，研制加参方治疗心力衰竭，重用益母草活血利水，以助香加皮、桂枝通阳，事半功倍。

　　张伯礼院士长期主持中医药现代化研究，参加中医药现代化顶层设计，参加起草了《中国现代化科技发展战略》《中药现代化发展纲要》《重大新药创制专项计划》《中医药健康服务业发展规划》《中药材保护和发展规划》等文件，作为全国人大代表，积极建言献策，在中医药立法、医疗改革、大中药健康产业培育、中药知识产权保护名录遴选和发布、中药资源纳入国家战略管理与建设方面，向全国人大及国家有关部门提出议案、建议30余项。在教学中，开展中医学专业认证，同时积极推动中医教育走向国际，主持制定了中医核心课程体系，促进中医教育的健康发展，为中医药事业的传承、创新与发展作出贡献。

王化良

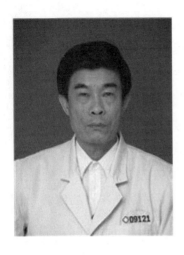

男，天津人，主任医师，硕士研究生导师。

于天津中医学院第一附属医院心内科工作至今。先后担任内科副主任，内一科副主任、主任，心内科主任等职务。从事中医药防治心血管疾病和老年性疾病的临床研究。近30多年来取得科研成果8项，其中获天津市科技成果二等奖1项、三等奖6项，发表学术论文20余篇。1993年荣获全国百名中青年科技之星称号。

（一）跟师经历

1972年天津市卫生学校毕业后，于天津市中医医院内科工作。1979年考取天津中医学院硕士研究生，跟随阮士怡教授学习，并获医学硕士学位。

王化良主任随阮士怡教授学习期间，从事中医药防治心血管病的临床医疗和科学研究。其硕士论文是对阮士怡教授临床实践经验及学术理论的继承和理解，将中医学与现代免疫学相结合，对其关联性进行探讨，如整体平衡观与免疫功能的理论探讨、整体功能失调与免疫功能紊乱研究、辨证论治的整体治疗对免疫的调节。从气血、脏腑、阴阳等角度探讨了中医对免疫的认识，探讨了中医干预免疫功能的途径。在毕业后，王化良主任仍然随阮士怡教授从事心血管疾病的临床研究，包括益肾健脾，软坚散结法防治冠心病的临床研究，降脂软脉片Ⅰ～Ⅳ号治疗动脉粥样硬化的临床研究等，进一步夯实了临床基础及科研能力。

（二）学术发挥

近年来，在应用中医药治疗冠心病心绞痛、心肌梗死，应用中西医结合治疗心力衰竭、心肌病、心肌炎、风湿性心脏病、高血压病、糖尿病，以及防治急性冠状动脉综合征等疾病方面均取得了较好成绩。在应用益肾健脾、软坚散结法防治动脉粥样硬化研究中取得较好成绩，为临床治疗心脑血管疾病取得较好疗效打下了良好的基础。在长期的临床实践中，总结出了一整套临床治疗心脑血管疾病的中医治疗方法。针对目前心脑血管疾病高发病的特点，采用中医辨证治疗，使很多冠心病、高血压、心肌炎、心律失常，以及心力衰竭等患者恢复了健康。尤其在治疗冠心病、心律失常等疾病方面有其较好的治疗特点。

目前研究的重点为中医药益肾健脾、养心复脉方药治疗心律失常、中医辨证治疗冠心病合并焦虑症，以及中医药辨证治疗慢性心功能不全等。

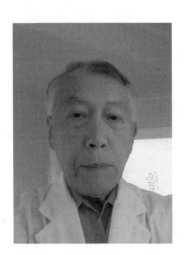

张培

男，天津人，医学硕士。

曾于天津中医学院方剂教研室任教。后于天津中医学院第一附属医院心内科从事心血管临床工作。1995年移民澳大利亚，在当地继续从事中医临床工作。

曾参加《汉英中医词典》《汉英针灸词典》的编写工作；发表《加减复脉汤配合针灸治疗心律失常的临床观察》《温胆汤临床应用》《现代物理学与中医》等论文。

跟师经历

1984年考取天津中医院硕士研究生，师从阮士怡教授，学习及进行心血管临床研究。

据张培回忆，阮士怡教授在70岁高龄时，一周2次门诊，每周还要去内科病房查房1~2次，查完房后还要主持病例讨论。阮老的每次门诊，都是从8点开始，一直到中午12点，甚至下午1点，每次门诊30~40位患者，从诊断到处方，都井井有条，一丝不苟，辨证准确，疗效很好，深受患者信赖。阮士怡教授工作上兢兢业业，学术上精益求精，生活上简单朴素，作风上平易近人，这些都深刻地影响着张培主任的从医历程。在硕士期间，张培进行了补脾益肾、涤痰软坚法治疗胸痹的临床研究。益肾健脾、涤痰软坚法为阮士怡教授治疗冠心病的基本法，研究纳入60位胸痹患者，采用自身前后对照的方法，结果表明本法治疗胸痹效果较为显著。并通过检测血清学指标，发现本法能降低血中胆固醇、血黏度和血小板聚集性，升高高密度脂蛋白浓度，推迟动脉粥样硬化的形成，或使已形成的动脉粥样硬化得到改善，从而延缓人体的衰老。

　　毕业之后张培随阮士怡教授在一附院心内科工作 8 年，后至澳大利亚仍从事中医临床工作，阮士怡教授的临床经验和临床思维仍影响着张培主任，其运用中医中药治疗澳洲人亦取得良好的临床疗效。

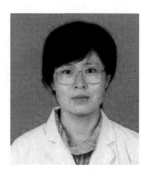

王学美

1964—2018 年，女，教授，博士生导师。

原北京大学第一附属医院中西医结合研究室主任。主要在中药抗衰老、促智及抗胃肠道肿瘤上进行深入研究。

曾任中国中西医结合学会常务理事，中国中西医结合学会糖尿病专业委员会副主任委员，世界中医药学会联合会心血管专业委员会理事。《中国中西医结合杂志》《中国中西医结合急救杂志》《中国中药杂志》等 7 个核心期刊的编委；《Medical Science Monitor》等多种 SCI 收录杂志审稿人；国家自然科学基金项目及教育部国际科技合作重点项目计划同行评议专家。

承担国家自然科学基金 4 项，教育部博士点基金 1 项，国家中医药管理局基金 2 项，首发基金重点项目 1 项，北京大学 985 项目 1 项。获得省部级二等奖 1 项，三等奖 2 项（第一完成人）；主编、参编著作 3 部，在核心期刊发表论文 100 余篇，其中 SCI 论文 10 余篇，申报专利 2 项。

（一）跟师经历

在学期间随阮士怡教授从事中医药抗衰老的临床及基础研究。进行了益肾健脾，涤痰散结法延缓衰老的临床观察及实验研究。60 例冠状动脉粥样硬化患者服用降脂软脉灵的临床研究结果表明，该法既可明显改善冠心病的临床症状，又可改善、消除脾肾亏虚的衰老症状，同时患者在治疗后胆固醇较治疗前明显下降，HDL-C 绝对值较治疗前明显升高，HDL-C/CHO 的比值也明显地升高；最后，对患者的微循环（甲皱微循环、球结膜微循环）存在不同程度的改善作用。使用降脂软脉组方对大鼠进行动物研究，研究结果"益肾健脾，涤痰散结"中药可降低组织中过氧化脂质及心肌中的脂褐素，故有抑制体内自由基，阻断自由基对机体的损害作用，并可以清除体内脂褐素的蓄积；降低组织中羟脯氨酸的含量，抑制主动脉内膜下胶原纤维的老化、增多，而延缓各组织器官衰老现象的发生；可延缓主动脉内膜的随龄增厚，提高平滑肌细胞的数量，保护动脉内皮，内弹力板，及中膜弹力纤维的完整性，减少基质物质的沉积，降低血脂，防止脂质过氧化对动脉壁的损伤，且进一步防止动脉粥样硬化的形成；可改善微循环，临床疗效表现为冠心病症状和衰老病症的明显改善，从而起到延缓衰老的作用。

（二）学术发挥

王学美教授 1988 年从天津中医学院硕士研究生毕业后，考取了阮老的母校——北京医科大学（现为北京大学医学部）的博士研究生，师从中西医结合专家谢竹藩教授，毕业后于北京大学第一医院中西医结合研究所工作至今，主要在中药抗衰老、促智及抗胃肠道肿瘤方面进行深入研究。此外，也从事中药防治 2 型糖尿病微血管并发症及糖尿病相关抑郁方面的研究。1994~1995年在汉城大学做访问学者。

王学美教授延续阮士怡教授补益脾肾抗衰老的思想，持续研究补肾名方五子衍宗方抗衰老的作用及其机制，按照补肾益髓的理论，并在中医药抗轻度认知障碍的临床及实验研究做了一些工作。提出了肾虚为导致老年人认知障碍的基础病机，形成了"肾虚–衰老–髓减"的观点，并使用补肾益精法治疗老年认知障碍患者，取得良好疗效；并以此为基础进行基础研究。

王学美教授在指导学生和临床科研工作中，受阮士怡教授的影响，予以学生科研上的指导与生活上的关怀。

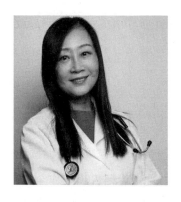

女，医学硕士。

1989 年毕业后赴美。就职于美国联邦复员军人医院，任新泽西医疗中心老年痴呆委员会主席。从事老年痴呆症相关研究。

何聪

（一）跟师经历

1984 年毕业于浙江中医学院本科。于 1986 年考入天津中医学院，师从阮士怡教授，攻读老年病硕士学位，主要从事益肾健脾，软坚散结法治疗冠状动脉硬化的实验研究。

在随阮士怡教授学习期间进行了益肾健脾，软坚散结法治疗动脉粥样硬化的实验研究，在细胞水平对本法的作用机理作出探讨。研究结果表明益肾健脾，软坚散结方剂可通过抗氧化作用提高平滑肌细胞（SMC）代谢功能，减少细胞内 LPO 含量，防止 LPO 对细胞的损伤，保持动脉壁正常功能，从而防止 AS 的形成和发展。通过抗 AS，使血管保持通畅，保证机体正常代谢，本法还可以达到防病抗衰的目的。且复方浓度在 0.2~0.5mg/mL 之间作用稳定，0.1mg/mL 可能因浓度太小而作用不显。

（二）学术发挥

1989 年毕业后赴美，先后经过内科实习、老年病专科学习，拥有内科、老年病科、缓和医学 / 临终关怀认证资格，现就职于美国新泽西州联邦复原军人医院，从事老年病临床工作，及内科实习医生及老年病专科医生带教工作，主持医院的老年痴呆症诊断、治疗，以及宣传教育等相关事项，以期增进医务人员及民众对老年痴呆症的理解，从而提高老年痴呆症的诊治水平。

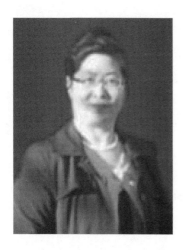

李艳梅

女，医学博士，教授，主任医师。

1996年获中国中医科学院博士学位，2003年移民加拿大，现为加拿大大不列颠哥伦比亚省注册中医师，于加拿大阿尔伯塔省针灸中医学院任教。

（一）跟师经历

1986年考入天津中医学院，师从阮士怡教授，攻读老年病研究方向硕士研究生。

随阮士怡教授学习期间，进行心脑动脉硬化患者临床分析与实验研究，并对益肾养心健脾，软坚散结中药治疗该类患者的临床疗效进行观察。结果发现女性患者老年前期雌二醇（E_2）明显降低，而睾酮（T）水平无明显变化，卵泡刺激素（FSH）值自老年前期开始上升，随着增龄逐渐升高，表明女性患者垂体-性腺轴功能具有低下趋势；男性患者 E_2 水平低于正常成人，且随着年龄的增加 E_2 逐渐下降，T 水平亦较健康人水平为低，黄体生成激素（LH）结果随年龄增长而提高。通过益肾养心健脾，软坚散结中药治疗3个月后，女性患者 T 水平降低，男性 LH 水平明显降低，提示药物对患者的垂体-性腺轴有一定影响。且在服用中药后，患者的前列环素（PGI_2）明显升高，而 TXB_2 明显下降，提示该法具有调节 TXA_2、PGI_2 的作用，从而可以抗血小板凝集，防止血栓形成。

（二）学术发挥

李艳梅教授博士毕业后留在天津中医药大学第一附属医院，继续跟随阮教授从事老年病临床医疗及科研工作。1996 年获得中国中医研究院授予的中西医结合专业博士学位，毕业后回到天津中医药大学第一附属医院工作，从事内科心血管病、老年病临床与研究工作。2003 年前往加拿大，先后在温哥华与阿尔伯特省中医学院工作，从事中医临床及教学工作，为中医学的传播和海外教学做了一些工作，也将阮士怡教授的中医学术思想带到国际。

祝炳华

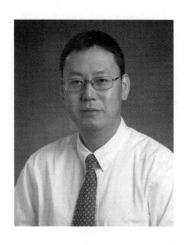

男，河北省人，医学博士。1987年考入天津中医学院内科学研究生，随阮士怡教授学习。1994年被卫生部公派赴日本京都大学医学部做访问学者，后获取医学博士学位。1998年赴美，2005年通过美国医师资格考试，现于西奈山医学院附属泽西医学中心从事临床和教学工作。2012年创建安康内科中心服务社区，并在滨州大学兰考斯特医学中心从事临床工作至今。

（一）跟师经历

1987年考入天津中医学院内科学研究生，并师从阮士怡教授。

在随阮士怡教授学习期间，祝炳华完成了益肾健脾，涤痰散结法延缓衰老的临床观察和实验研究。研究结果表明老年CHD患者用益肾健脾，涤痰散结方药治疗3个月后，低、中、高各切变率下的全血黏度显著下降；血浆黏度、红细胞压积、血小板聚集率及纤维蛋白原含量亦显著降低；红细胞电泳和血小板电泳时间明显缩短，因而改善了CHD患者的血液高黏状态，从而使血液能有效、充分地灌注到心脏和其他组织器官，发挥其正常的供氧和带走代谢产物作用，使心肌缺血、缺氧状态的改善，认为该方药在一定程度上延缓了心血管系统病理性衰老进程。在实验研究中，通过对比研究益肾健脾，涤痰散结复方及VitE，发现益肾健脾，涤痰散结法可以抑制大鼠主动脉内膜的随龄增厚，延缓中膜SMC的减少，提高血浆PGI_2，降低TXA_2水平，因而具有延缓AS的作用，并可提高机体FR酶类防御物质SOD的含量，降低老化的代谢产物LIP和LPO水平，从而增强了机体对自由基（FR）的防御能力，减轻了 FR 对机体的损伤作用。因而该法具有明显的抗氧化作用，而且其抗氧化作用优于现代老年医学界公认的抗氧化剂 VitE。此外还能提高红细胞膜 Na^+–K^+–ATP 酶的活性和唾液酸含量，对生物膜结构和完整，以及细胞能量代谢的正常进行起保护作用。认为益肾健脾，涤痰散结法方药从多方面作用延缓机体的衰老进程。此项研究曾被第十一届亚太老年医学大会（日本横滨，1991）评选为优秀论文，并被指定为药物学分会副主席。

（二）学术发挥

研究生毕业后留在天津中医学院第一附属医院，继续在阮教授的指导下从事中医内科临床和教学工作。

1994 年被卫生部公派赴日本京都大学医学部做访问学者，后考取京都大学医学部博士课程并获医学博士学位。1998 年赴美国辛辛那提大学医学院病理系从事博士后工作，进行动脉再狭窄的分子机制研究，在美国心脏学年会上多次发表研究成果。2000 年当选美国心脏学会会士（Fellow of American Heart Association），并于 2001 年任病理系讲师。

2005 年通过了美国医师资格考试，进入西奈山医学院附属泽西医学中心，研修三年后留院从事内科临床和教学工作，2012 年创建安康内科医疗中心服务社区，同时在滨州大学兰考斯特医学中心从事临床和教学工作至今。

张军平

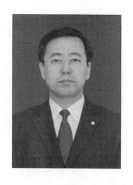

男，医学博士，教授，主任医师，博士生导师。先后任天津中医学院第一附属医院心脏科主任、天津中医药大学科研处处长及天津中医药大学第一附属医院副院长，现为国医大师阮士怡传承工作室负责人。

入选"新世纪百千万人才工程"国家级人选，岐黄学者，教育部"新世纪优秀人才支持计划"人选，享受国务院政府特殊津贴，获得"全国优秀教师称号"，天津市人民政府授衔"中医心血管内科专家"。

承担了国家973、国家自然科学基金等各级课题多项；获省部级科技进步一、二等奖11项，三等奖11项；核心期刊发表论文300余篇（SCI收录50余篇），培养博硕士研究生100余人。

（一）跟师经历

1987年毕业于甘肃中医学院医疗系。同年考取天津中医学院硕士研究生，师从阮士怡教授。1997年考取北京中医药大学博士研究生，并获得博士学位。2000~2003年于日本东京都老人综合研究所从事博士后研究工作。

随阮士怡教授学习期间，进行了益肾健脾，涤痰散结法延缓衰老的实验研究。发现本法方药和VitE皆可以保护SMC免受高脂血清的损伤，促进细胞代谢，减轻脂滴沉积，预防SMC泡沫样变性，并提示本法方药对SMC保护作用较VitE好。此外本中药复方可以减轻外源性邪毒对SMC的损伤、致死作用，保护SMC，提高其存活率。其机理绝不仅限于直接抑菌作用，可能是通过其他途径提高SMC对外源性邪毒的耐受力所致。认为益肾健脾，涤痰散结法有提高SMC的再生能力，降低SMC内LPO、保护SMC超微结构免受高脂血清的损伤，提高外源性邪毒作用后SMC的存活率，起到预防血管老化和硬化的作用；支持脾肾亏虚是衰老的根本，邪毒壅滞是衰老的重要因素，益肾健脾，涤痰散结法是延缓衰老有效法则的观点。

毕业后，张军平沿袭阮士怡教授益肾健脾、软坚散结治疗心血管疾病及衰老相关疾病的学术思想，并以此指导临床疾病治疗和科研工作。

以总结阮士怡教授治疗心病经验为起点，总结了津沽名老中医治疗心病学术思想，搭建了中医药传承平台；开展了病毒性心肌炎的临床研究，形成了中西医结合优化治疗方案；对于近年来阮士怡教授提出的育心保脉理论思想进行了临床实践，以育心保脉法在临床上干预冠心病患者并取得了良好的疗效。

（二）学术发挥

1. 倡导病证结合、方证对应，完善中医辨证论治新体系

辨证论治是中医学的基本特点之一，更是中医临床医学的精髓。然而辨证论治的方法易懂而难行，"只可意会，不可言传"。张军平认为从病证结合、方证对应的角度，是能够把握辨证论治的精髓，将是临床实践中正确应用辨证和论治的主要着力点。认为充分理解病证结合与方证对应的实质，才能把握辨证论治的精髓，把握了辨证论治的精髓，才能达到辨证论治的最佳境界，即突出个体化诊疗和灵活性处方。同时，病证结合、方证对应也是遣药处方的配伍准则。从辨证论治思维过程来分析，医生探求患者病证与所选用方案最佳匹配的过程，是按照患者的各种信息反馈，根据"方证对应"原理，不断修正其认识上"不够契合"的过程，也是追求"方""证"最佳匹配的过程。

2. 以动脉粥样硬化为研究载体，构建血管稳态的"病－证－时"治疗体系

张军平从中医病机动态变化的视角认识动脉粥样硬化病理演变过程，在"血－脉－心－神"一体观的指导下，提出了动脉粥样硬化性疾病分期论治假说，明确了AS"病－证－时"演变特点，构建了血管稳态的"病－证－时"治疗体系，揭示了中药调控血管稳态的机制，即斑块形成阶段以血液－血管功能失衡为主，病变在血在脉，证候表现为脾肾亏虚、气血紊乱，治疗以益肾健脾、涤痰散结、调和气血；斑块易损阶段以血管结构失衡为主，病变主要在脉在神，证候表现为阴虚毒瘀，治疗以滋阴解毒、通脉安神；斑块破裂

阶段以血管结构破坏为主，病变在心在神，即心之本体和司心之神明，证候表现为脉络瘀阻、心损神伤，治疗予以育心保脉、养血调神。

3. 构建"血－脉－心－神"一体观，动态干预治疗缺血性心脏病

"血－脉－心－神"一体观是从发病学和治疗学的整体认识缺血性心脏病，认为缺血是关乎血（血液成分、血液功能等）、脉（管壁斑块、舒缩功能、微血管密度等）、心（心肌细胞数量、缺氧耐受度）、神（神经－内分泌激活）多维度的复杂事件，突破了单纯从血液－血管方面治疗缺血性心脏病的局限，弥补了脉络学说中脏与象分离、形与神分离、结构与功能分离的不足。对"心为五脏六腑之大主"在缺血性心脏病治疗中的指导作用进行了诠释，明确了心之本体与心之功用的差异；同时，着重提升"神"在血、脉、心失稳态中的大局性调控作用。

4. 提出解毒护心、益气养阴、清透伏邪法治疗病毒性心肌炎

张军平突破病毒性心肌炎（VMC）以热毒损心立论的局限，根据邪毒蛰伏心脉、伤气耗阴阻络的证候特点，创立了解毒护心、益气养阴、清透伏邪治则，并以此法立方选药，为 VMC 提供了新的治疗思路。认为在 VMC 的疾病过程中，邪毒侵心是病毒性心肌炎发病之关键，解毒护心法为主要治法；气阴损伤贯穿于病毒性心肌炎整个病理过程，益气养阴为基本治法；邪毒伏藏是病毒性心肌炎的基本病机，清透伏邪是瘥后防复的根治之法。

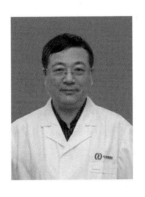

男，医学博士，二级
教授，主任医师，博士研
究生导师。享受国务院政
府特殊津贴，第七批全国
名老中医药专家学术经验
继承工作指导老师。

1991~2003 年于天津中
医学院第一附属医院工作，
2003 年赴日本铃鹿医疗科
学大学东洋医学研究所，担
任主任研究员。现任天津市
中医药研究院院长。

国家重点研发计划"中
医药现代化研究"重点专项
专家组成员，中华中医药学
会内科分会常委，天津中医
药学会副会长、内科分会主
任委员，曾获天津市五一劳
动奖章、天津市教育系统优
秀共产党员、"天津市最美
科技工作者"等荣誉。

973 课题负责人，主持
并完成包括国家自然科学
基金项目在内的各级科研
课题 10 余项，获国家科技
进步二等奖 2 项，天津市自
然科学一等奖 1 项，天津市
科技进步二等奖 4 项、三等
奖 2 项，中华中医药学会科
技三等奖 1 项，中国中西医
结合学会科学技术三等奖 1
项，发表学术论文百余篇。

郭利平

（一）跟师经历

本科毕业于内蒙古医学院中医系，1988 年
考取天津中医学院内科专业硕士研究生，师从
阮士怡教授。

郭利平在随阮士怡教授学习期间，进行了
益肾健脾，涤痰软坚法延缓衰老的临床和实验
研究。研究发现该法不仅能显著降低患者 LPO
含量，提高 SOD 含量，也可以显著降低 ApoB
水平，提高 ApoA、ApoA/ApoB 值，同时增加
微血管管袢数目，增宽输入、输出支管径，减
低管袢畸形率，促进血液流动，改善微循环状
况，达到防止冠心病、延缓衰老的目的。此
外，通过细胞体外培养实验表明，SMC 是 AS
斑块中的主要细胞成分，动脉中膜的 SMC 在
各种病理因素刺激下，从中膜迁移至内膜，并
在内膜上大量增殖，合成分泌黏多糖胶原等物
质，加上细胞内外脂质沉积，形成 AS 斑块，
本法方药能够抑制 SMC 变性增殖，改善 SMC
超微结构变化，同时使 SMC 内 SOD 活性提高，
LPO 值降低，具有与 VitE 相似的作用。充分
说明益肾健脾，涤痰软坚法对抗 AS、延缓衰
老有积极意义。

（二）学术发挥

郭利平毕业后继续从事中医教学、科研、临床工作 30 余年。以中医心病、中医老年病为主要研究方向，一直从事心脑血管、老年病的临床和科研工作，围绕动脉粥样硬化的中医药防治进行了大量的研究。1999 年开始攻读博士学位，期间逐渐认识到中医药治病优势在于通过轻巧地调整人体内部机制，改善机体对内外环境变化及损伤刺激的适应态，使阴阳气血调和，建立新的动态平衡。这与当前着眼于心肌缺血预适应效应研究有其相同点，于是提出"防治冠心病中药模拟或加强了缺血心脏的缺血预适应能力"假说，进行了"丹酚酸 B 预适应的心脏细胞保护作用及机制研究"，结果验证了总体假说，该论文获得 2004 年全国优秀博士学位论文奖。

主持完成的"中药预适应对缺血心肌的保护作用研究"，从整体动物和离体细胞两个层次明确了中药预适应加强缺血预适应的作用途径，主次靶点及相关规律，较深入地说明缺血预适应机制是中医药防治冠心病又一重要途径。在此基础上，获国家自然科学基金项目资助。

在长期临床实践中，体会到中医"治未病"理念的重要性，为阐明中医治未病理论的科学内涵进行了一些工作，主持的国家重点基础研究规划（973 计划）课题"金芪降糖片治未病（糖尿病前期）的循证研究"（编号：2009CB523003）。

在多年的临床实践与理论研究中，郭利平对阮士怡教授益肾健脾、涤痰散结法治疗老年疾病思想应用范围进行了拓展，进一步明确了中药的作用机制。

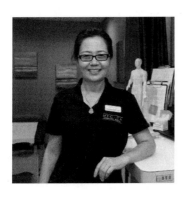

女，河北省人，医学硕士。

1991 年毕业后于胸科医院从事临床工作。

1995 年赴日本京都大学医学部，考取博士研究生。

1998 年赴美，先后于辛辛那提儿童医学中心、Schering Plough 制药，从事糖尿病/心血管病的药物研制开发工作。

2017 年通过美国国家针灸和东方医学认证委员会授予的东方医学资格证书，目前在新泽西州费尔菲尔德麦加综合医疗中心担任针灸师，在新泽西州东方针灸和传统医药学校任教。

段晨霞

（一）跟师经历

1989 年考取阮士怡教授的硕士研究生，在阮教授的指导下，从事动脉粥样硬化的发病机制和中药预防的动物试验和临床研究。研究生期间，段晨霞进行了扶正固本法对家兔实验性动脉粥样硬化影响的实验研究。研究结果发现，较烟酸肌醇酯组，扶正固本组家兔大部分主动脉无严重的脂斑形成，内皮细胞（EC）基本完整，内膜光滑，部分动物内膜中有少量脂质沉积；中膜的 SMC 向内膜移行及弹力纤维增粗、紊乱的程度均较前两组轻；心肌间质动脉无明显病理性改变，提示扶正固本中药可以明显减轻家兔实验性 AS 病变的形成，保护内膜的完整性，并抑制弹力纤维的增生及 SMC 的表型转换；扶正固本组在实验过程中对急剧升高的 TC、TG、LDL-C 水平无明显影响，但可以显著提高 HDL-C 和 ApoA-1 的含量，提示其对脂代谢具有一定的调节作用，此外，扶正固本组 TXA_2 含量明显低于模型组和烟酸肌醇酯组，而 PGI_2，组间无明显差异。结合病理形态学观察可以推测，其抗 AS 的机制可能是通过保护 EC 的功能和结构完整，减轻其损伤，减少血小板黏附及 TXA_2 释放。扶正固本组家兔 GPT、GOT 较烟酸肌醇酯组明显降低，亦提示扶正固本中药对肝脏功能和结构有明显的保护作用。

（二）学术发挥

　　研究生毕业后，任职于天津胸科医院从事临床工作，1995 年考入日本京都大学医学部胸部疾患研究所攻读博士学位，从事呼吸疾患的基础研究。1998 年，在美国辛辛那提儿童医学中心从事肺泡表面活性物质的研究工作。2006 年任教于 Schering Plough，从事糖尿病的药物研制开发工作。2017 年至今在美国新泽西州东方针灸和传统医药学校任教，将中医传授给海外学生。

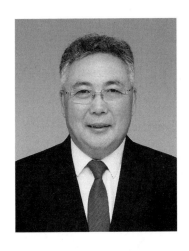

徐宗佩

男，医学博士，教授、研究员，博士生导师；享受国务院政府特殊津贴，为全国优秀中医临床人才，天津市名中医。天津市人大代表，静海区人大副主任（兼）。现任天津中医药大学图书馆馆长。

主要从事中医防治心脑血管疾病的科研、临床和教学工作。

先后承担33项科研及教学课题，主持并完成中医药科研课题12项，获得各级科技奖励18项，包括国家科技进步三等奖（第二作者）。共发表论文81篇，其中以第一作者发表论文23篇；论著9部。培养学术经验继承人12名、研究生46人次，其中获得博士学位14人。

（一）跟师经历

1988就读于天津中医学院，师从阮士怡教授、张伯礼教授，1991年硕士研究生毕业并获硕士学位。

在跟师期间，徐宗佩进行了久病入络的临床观察和实验室研究。研究总结409例慢性病（风湿类疾病、慢阻肺、冠心病、高血压病、糖尿病、慢性肾炎等）患者的临床表现和实验室检查，并与129例同龄健康人进行对比、发现慢性病患者临床证候积分、舌象和舌底络脉病理改变、微循环与血液流变学检查异常情况，均随病程延长依次递增，初步出现络脉异常的病程时间为3个月组，提示慢性疾病迁延3个月不愈就会出现络脉瘀阻病变，且随病程延长而逐步加重。研究结果为通络行血治疗慢性疾病提供了实验依据，并在此基础上提出了"久病入络"的诊断标准。

（二）学术发挥

徐宗佩毕业后从事中医药研究工作，在深入研究相关疾病变化与临床治疗的基础上，提出了"宗气异常"辨治方法等系列疾病辨证方法与治疗用药，用宗气理论指导冠心病及相关疾病的治疗，取得良好疗效，用清肝通络法和益生通降法治疗高血压病，用调气导阳法治疗临床疑难杂症，用豁痰通脉法治疗脑动脉缺血等疾病，均有良好效果。另在从事中药药理学研究中提出了辨证药理学和辨证毒理学假说，并进行了初步验证。

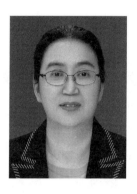

女，医学博士，研究员，教授，博士生导师，国家自然基金杰出青年基金项目获得者，国家高层次人才特殊支持计划入选者，科技部复方中药创新团队和中医药管理局方剂配伍和方药作用机理团队负责人、岐黄学者；现任天津中医药大学校长、教育部方剂学重点实验室主任、省部共建组分中药国家重点实验室副主任；药典委员会中医专业委员会委员、中国中西医结合学会副会长；曾获中国青年科技奖、卫生部有突出贡献中青年专家等。

长期从事中医方剂现代研究。在 *Stroke*、*Menopause* 等发表论文 100 余篇，被 *JAMA*、*Nature Reviews* 等杂志正面他引六千余次。进入全球顶尖前 10 万科学家（临床医学）。

主持过国家重点研发计划、科技重大专项、自然科学基金重点项目和重大项目子课题。以第一完成人获省部级科技进步特等奖 1 项、一等奖 2 项、二等奖 2 项；参与获国家科技进步奖一等奖 2 项、二等奖 2 项；获中药新药临床批件 4 个，授权发明专利 40 余项，转让经费达 4500 万。指导 2 名博士生学位论文获全国百篇优博论文提名奖。

高秀梅

（一）跟师经历

1989 年毕业于内蒙古医学院中医系，获学士学位。同年考取天津中医学院内科专业硕士研究生，师从阮士怡教授和张伯礼教授，并获硕士学位。跟随阮士怡教授临床过程中系统学习了冠心病中医药治疗用药规律，为后期研究打下了坚实的基础，学习期间研究了急性心肌梗死舌象及血液流变学的动态变化规律。研究发现在 AMI 发病初期，部分患者舌象出现剥斑，持续时间并不相等，短者数小时，长者 1 周，一般为 1 天左右，且有此典型舌象的患者与梗死后心绞痛的发生密切相关；AMI 发病早期舌象以舌质暗红、紫暗兼有瘀斑等瘀血表现为特点，红舌、黄苔检出率较高；此外，AMI 患者舌象在舌苔，其次为舌质、舌蕈状乳头、舌 pH 值上具有一定变化规律，研究表明舌诊在 AMI 辅助诊断，辨证、判断预后等方面发挥作用。AMI 急性期血液流变学指标也呈现先升后降的动态变化规律，与血瘀证密切相关。

（二）学术发挥

高秀梅教授毕业后留校任教，从事教学、科研、临床工作。阮教授教导我们，"治病必求其本，本是什么，本还没有找到，正气存内，邪不可干，从中医中药找，想办找治疗药物，从古人的教训和办法找中医中药办法，在创新方面想办法，寻找到治疗疾病的中医药办法。"在阮士怡教授启发下，在张伯礼院士直接指导下，依据中医理论指导，整合多学科的研究方法和技术，将教授善用北五加皮治疗心衰的经验进行了系统研究，阐明了北五加皮治疗心衰的物质基础及配伍减毒机制，并以此为基础开发中药新药加参片，获得临床审批。

阮士怡教授善用补益类中药，给天津中医药大学第一附院医院留下多个院制剂，至今仍在使用。受其启发，针对补肾类中药物质基础和雌激素样作用进行了系统研究，重点针对补肾阳的丹知青娥方、二至丸的物质基础、作用靶点和治疗围绝经和绝经期临床进行了系统全面的研究。针对具有雌激素样作用中药用于绝经不同期利弊问题，选择补肾阳的丹知青娥方（丹参、杜仲、补骨脂、知母）、补肾阴二至方（女贞子、墨旱莲）及阴阳双补合方（丹知青娥方＋二至方）的配方颗粒，纳入围绝经期、绝经期受试者共389例，采用RCT方法，研究了上述药物干预的有效性及安全性。结果发现补阳药和滋阴药对于绝经不同期疗效不同。就血管舒缩维度而言以补阳为主的丹知青娥方对于整个绝经期的烘热、汗出均有改善作用，停药后有良好的滞后效应；而以滋阴为主的二至方应用的优势阶段在围绝经期，无滞后效应；两方对乳腺和子宫无影响，但包含补骨脂的丹知青娥方和合方部分患者出现肝功能异常。此项研究明确了雌激素样作用中药用于绝经不同期女性的利弊，也明确了中医不同治则治法在更年期的精准使用，为优化中医药防治更年期综合征临床方案奠定基础。在此基础上，经过深入系列研究确认了补骨脂造成肝损伤主要物质基础是补骨脂苷、异补骨脂苷口服体内转化为呋喃香豆素类成分补骨脂素、异补骨脂素，使肝脏谷胱甘肽合成减少而致。

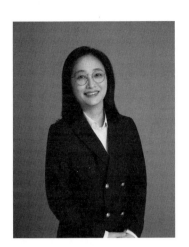

韩煜

女，浙江人，医学硕士，副教授。

从 1993 年起，在天津中医药大学针灸系临床教研室从事临床教学工作 13 年。2006 年前往上海工作，先在元化健康管理医疗咨询服务有限公司、美国荷思瑞健康顾问机构、太安堂集团等公司从事健康管理、功能医学、中医抗衰老相关工作。

（一）跟师经历

1990 年毕业于天津中医药大学中医系，获学士学位。同年考取获天津中医药大学临床内科学专业医学硕士研究生，师从阮士怡教授。

随阮士怡教授学习期间，根据导师提出的"理气和胃，活血化瘀，软坚散结"治则，研制益胃消痞冲剂，进行其治疗慢性萎缩性胃炎的临床及实验研究，结合慢性萎缩性胃炎的临床特征及传统中医对胃痞的描述，提出以水杨酸钠小剂量长期给药造成慢性萎缩性胃炎中医证候模型。结合临床病例和动物实验研究，发现益胃消痞冲剂具有增加胃黏膜血供，使萎缩腺体修复，改善肠化生及不典型增生，增加胃酸分泌，改善腺体萎缩，降低壁细胞抗体（PCA）阳性率，改善炎症反应，提高机体免疫力，抑菌消炎，加速慢性萎缩性胃炎的治疗进程等临床疗效。该课题最终获天津市卫生局优秀成果奖。

（二）学术发挥

现主要研究抗衰老产业的发展方向，将中医学、功能医学理论用于预防和抗衰老领域中，治疗亚健康及各种慢性疾病。尤其擅长运用功能医学中荷尔蒙理论治疗内分泌相关疾病及妇科疾病，熟悉各类植物营养素的使用方法。始终将阮士怡教授抗衰老思想融入慢病的健康管理中，同时更好地将中医对于衰老的认知及中医药抗衰老的观点、知识传播出去。